W0174875

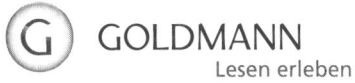

GOLDMANN
Lesen erleben

Buch

Jon Gabriel hat ohne Diäten und Operationen über 100 Kilo abgenommen.
Das ist umso erstaunlicher, als man seinem Körper heute kaum mehr ansieht,
wie fettleibig er einmal war. Schlank sein beginnt im Kopf, so sein Ansatz,
der sich völlig von allen herkömmlichen und oftmals ungesunden Einstellungen zur Gewichtsabnahme abgrenzt. Vielmehr geht es darum zu begreifen,
wie eine gesunde mentale Haltung die natürlichen Regelvorgänge unseres
Körpers beeinflusst.
Diese einzigartige Methode wird gestützt von aktuellen Erkenntnissen aus
der Fettsuchtforschung sowie langjährigen, intensiven Studien darüber, welche Rolle biochemische und neurobiologische Prozesse sowie das körperliche
und geistige Bewusstsein des Menschen für die Gewichtsabnahme spielen.
Herausgekommen ist eine diätfreie Methode, die den gängigen Weisheiten
trotzt und dennoch durchschlagende sowie nachhaltige Erfolge erzielt.

Autor

Jon Gabriel hat sich intensiv mit Biochemie, organischer Chemie und Biologie befasst und war Forschungsmitarbeiter des international angesehenen
Biochemikers Dr. José Rabinowitz. Er hat seinen erfolgreichen, aber stressreichen Job als Experte im Finanzwesen aufgegeben, um sich ganz der Verbreitung seiner einzigartigen Abnehm-Methode zu widmen.
www.gabrielmethod.com

Jon Gabriel

Die sensationelle Gabriel-Methode

Mentale Blockaden lösen –
Gewicht verlieren

Aus dem Amerikanischen
von Regina Schneider

GOLDMANN

Alle Ratschläge in diesem Buch wurden vom Autor und vom Verlag sorgfältig erwogen und geprüft. Eine Garantie kann dennoch nicht übernommen werden. Eine Haftung des Autors beziehungsweise des Verlags und seiner Beauftragten für Personen-, Sach- und Vermögensschäden ist daher ausgeschlossen.

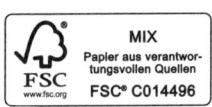

Verlagsgruppe Random House FSC-DEU-0100
Das für dieses Buch verwendete FSC®-zertifizierte Papier *Classic 95*
liefert Stora Enso, Finnland.

1. Auflage
Deutsche Erstausgabe September 2011
Wilhelm Goldmann Verlag, München,
in der Verlagsgruppe Random House GmbH
© 2011 der deutschsprachigen Ausgabe Wilhelm Goldmann Verlag, München,
in der Verlagsgruppe Random House GmbH
© 2008 Jon Gabriel. All rights reserved.
Originaltitel: The Gabriel Method
Originalverlag: Atria Books, a division of Simon & Schuster, Inc.
Umschlaggestaltung: Uno Werbeagentur, München
Umschlagfotos 4 + 5: Design Images, Perth, Western Australia
Redaktion: Carmen Dollhäubl
Satz: Buch-Werkstatt GmbH, Bad Aibling
Druck und Bindung: GGP Media GmbH, Pößneck
KW · Herstellung: IH
Printed in Germany
ISBN 978-3-442-17241-2

www.goldmann-verlag.de

Für Inge

Ein Kind kommt auf die Welt
und bringt Geschenke mit.
Das Geschenk,
das du mir gegeben hast,
hat meine schönsten Träume
übertroffen.

Inhalt

Meine Verwandlung

Die Gabriel-Methode ist die Revolution schlechthin – eine neuartige, diätfreie Methode, gesund und fit zu werden. Wie? Indem Sie Ihren Körper dazu bringen, schlank sein zu *wollen*.

Ich selbst erinnere mich noch ganz genau an jenen Moment, der mein Leben für immer verändert hat: Es war im August 2001. Ich wog damals 186 Kilo. In den zwölf Jahren zuvor hatte ich über 90 Kilo zugelegt.

An jenem Tag im August war ich auf der Route 4 in New Jersey unterwegs und hatte gerade die Ausfahrt Paramus/River Edge genommen, da traf mich ein Gedanke wie ein Blitz: »Mein Körper *will* offenbar fett sein, und solange *er* fett sein will, kann *ich* machen, was ich will, ich werde die überflüssigen Pfunde nicht los.« Ich bog in eine Seitenstraße, hielt an und saß einfach nur in meinem Wagen.

Zwanzig Minuten lang ging mir dieser Gedanke nicht mehr aus dem Kopf.

In den zwölf Jahren davor, in denen ich 100 Kilo zugenommen hatte, hatte ich nichts unversucht gelassen, um abzunehmen, und alle möglichen und unmöglichen Diäten ausprobiert – von fettreduzierten bis zu kohlenhydratarmen und alle nur erdenklichen Varianten davon. Ich verbrachte längere Zeit im Nathan Pritikins Institut in Kalifornien sowie im Atkins Center in New York, wo ich den inzwischen verstorbenen Diätpapst Dr. Atkins höchstpersönlich kennenlernte.

Dreitausend Dollar ließ ich allein bei Dr. Atkins, der am Ende aber nicht etwa meinen Pfunden ordentlich einheizte, sondern *mir* – *wegen* meiner Pfunde. Und sämtliche anderen ganzheitlichen und alternativen Fastenkuren zur Gesundheitsförderung, von denen ich keine einzige ausgelassen hatte, kosteten mich ebenfalls ein kleines Vermögen. Aber was ich auch unternahm, ich wurde immer dicker und dicker.

Jede Diät, jede Schlankheitskur, die ich machte, folgte dem gleichen Muster. Es begann damit, dass ich irgendetwas zählen musste: Kalorien, Fettanteile, den Kohlenhydrate- oder Salzgehalt – was auch immer. Dann galt es, eine Liste anzufertigen mit all den Dingen, die ich auf gar keinen Fall zu mir nehmen durfte. Ich hielt die Vorgaben immer genau ein, und in aller Regel purzelten die Pfunde am Anfang auch sehr schnell. Mit der Zeit aber nahm ich immer langsamer ab, bis sich irgendwann gar nichts mehr tat und ich nicht ein einziges Pfund mehr verlor. Ab diesem Punkt hielt ich zwar weiter Diät, aber nicht mehr, um abzunehmen, sondern nur noch, um das gerade aktuelle Gewicht zu halten.

Unterdessen wurden meine Gelüste nach all den Dingen, die mir verboten waren, immer stärker. Und irgendwann war es dann so weit: Irgendwann war ich tief entmutigt, völlig deprimiert und einfach viel zu erschöpft, um weiter gegen diesen Heißhunger anzukämpfen, und gab ihm nach. Das Ende vom Lied: Die Kilos, die ich mir in endlosen Monaten mühsam heruntergehungert hatte, hatte ich ruckzuck wieder drauf. Kurze Zeit später wog ich dann garantiert 5,6 Kilo mehr als zu Beginn der Diät.

Was ich auch versuchte, um abzunehmen, mein Körper wehrte sich stets mit aller Macht, und am Ende war immer er der Gewinner. Nach all den Jahren, in denen ich auf Biegen und Brechen alles getan hatte, um meine überzähligen Pfunde loszuwerden, gestand ich mir nun ein, dass meine Lage hoffnungslos bleiben würde, solange mein Körper dick sein *wollte*.

Von jenem Moment an, da mir dies schlagartig bewusst geworden war, sagte ich allen Diäten Ade. Ich beschloss, mich nicht mehr gegen den Willen meines Körpers zu irgendeiner Diät zu zwingen, sondern begreifen zu lernen, *warum* mein Körper überhaupt so übergewichtig sein wollte.

Ich begab mich auf die Suche nach Antworten und brachte täglich Stunden damit zu, mir alle möglichen Kenntnisse über Biochemie, Ernährung, Neurobiologie und Psychologie anzueignen. In den Achtzigerjahren hatte ich an der Business School der University of Pennsylvania studiert, wo mein Interesse für Biochemie erwacht war und ich etliche Biologieseminare belegte. Ein ganzes Jahr lang war ich damals sogar an einem Forschungsprojekt über Cholesterinsynthese bei Dr. José Rabinowitz am VA Medical Center in Philadelphia beteiligt. Von daher verfügte ich über ein ausreichend fundiertes Hintergrundwissen, um mich mit den aktuellen Forschungen zur Biologie des Übergewichts auseinanderzusetzen.

Jeden Tag ackerte ich nun zwanzig bis dreißig Forschungsberichte durch, und nachdem ich Hunderte, wenn nicht gar Tausende davon gelesen hatte, war ich zu einem echten Experten in Sachen Übergewicht und Gewichtsreduktion geworden; ich war topinformiert und auf dem allerneuesten Stand. Ich beschäftigte mich zudem mit Meditation, Hypnose, neurolinguistischem Programmieren (NLP), Psycholinguistik, Gedankenfeldtherapie (Thought Field Therapy, TFT), Tai-Chi, Qigong und Bewusstseinsforschung. Sogar in die Quantenphysik tauchte ich ein. Ich war überzeugt, dass des Rätsels Lösung irgendwo in dem schwer greifbaren Raum zu finden war, der den Geist vom Körper trennt.

Aber mehr als alles andere begann ich, meinen eigenen Körper zu studieren. Ich betrachtete ihn nicht länger als einen Gegner, der partout nicht auf mich hören wollte. Mein Problem war nicht mein Körper, sondern mein mangelndes Wissen über den richtigen Umgang mit ihm – so viel hatte ich inzwischen begriffen. Daher fing ich an, sehr genau in meinen Körper hineinzuhorchen. Ich hörte auf, ihn zu triezen oder ihn zwingen zu wollen, irgendetwas gegen seinen Willen zu tun. Stattdessen wurde ich zu seinem Schüler und lernte immer mehr von ihm.

Und da ich ein aufgeschlossener und wissbegieriger Schüler war, wurde mein Körper zu einem ausgesprochen guten Lehrer. Er lehrte mich, warum er dick sein wollte und was ich zu tun hätte, um ihn davon abzubringen.

Sobald ich dahintergekommen war, warum mein Körper dick sein wollte, ließ ich alle Diäten sein. Wozu noch Diäten machen, wenn dabei das eigentliche Problem ungelöst bleibt? Später fand ich heraus, dass Diäten nicht nur nutzlos sind, sondern dass sie den Körper, der sowieso schon dick sein *will,* dazu bringen, immer *noch* dicker sein zu wollen.

Ein für alle Mal Schluss zu machen mit dem Diäten-Wahn war die beste Entscheidung meines Lebens. Es war mehr als befreiend.

Ich hatte die Nase voll von Hungerkuren.

Ich hasste es, dass meine Gedanken ständig ums Essen kreisten und ich jedes noch so kleine Hungergefühl als drohende Fressattacke betrachtete, die es zu bekämpfen galt. Ich hasste es, jeden Tag danach zu bewerten, wie gut oder schlecht mir das gelungen war. An guten Tagen urteilte ich: »Oh, heute läuft es wie am Schnürchen.« An schlechten Tagen dachte ich: »Mist, heute klappt gar nichts, da kann ich es gleich bleiben lassen.« Also, nichts wie hin zum Supermarkt, zu Kuchen, Keksen, Schokolade und Eis. »Halt, nein, bloß keine Schokolade! Zu viele Kalorien. Lieber etwas Fettfreies, ein Vanille-Sojaeis vielleicht. Und wenn ich schon dabei bin, dann nehme ich doch gleich noch das mit Maracuja- und Pfirsichgeschmack dazu. Ach, scheiß drauf! Ich nehme doch lieber *richtige* Eiskrem, am besten die mit karamellgefüllten Schokokeksen drin. Und noch eine andere Sorte obendrein, denn heute ist *Schlemmen* angesagt – wenn schon, denn schon.«

Mein Leben war bestimmt von Hungerdiäten und Fressanfällen. Doch mit einem Mal hatte ich es kapiert. Jetzt war Schluss damit. Aus und vorbei. Schluss mit guten und mit schlechten Tagen. Schluss mit dem Zwang, jeden Hungeranfall bekämpfen zu müssen. Fortan aß ich, wenn ich Hunger hatte, und wenn ich keinen Hunger hatte, aß ich nicht. Und wenn ich Lust auf *richtiges* Eis mit karamellgefüllten Schokokeksen oder auf irgendetwas anderes hatte, langte ich zu; ich aß ein bisschen davon, mal auch ein bisschen mehr oder sogar die ganze Packung auf einmal. Und da ich nun nicht mehr jede Kalorie einzeln zählte, war mir das auch egal. Außerdem fiel mir auf, dass viele Leute gar keine Kalorien zählen. Viele achten gar nicht darauf, was sie essen, und nehmen trotzdem nicht ein Pfund zu. Diese Leute nenne ich die »natürlich Schlanken«.

Die natürlich Schlanken haben keine gestörte Beziehung zum Essen. Sie teilen ihr Leben nicht in Abhängigkeit vom Essen in gute und schlechte Tage ein. Sie kennen keine Speisen, die für sie nicht infrage kommen. Sie essen, was sie wollen und wann sie wollen. Sie zermartern sich nicht den Kopf darüber, was das Beste für sie wäre. Es kümmert sie nicht. Sie essen schlicht dann, wenn sie Hunger haben, und damit basta.

Genau so machte ich es fortan auch. Ich begann, mein Essverhalten umzustellen, zu essen, was und wann ich wollte – mit einem Unterschied: Ich achtete darauf, dass ich meinen Speiseplan um bestimmte Lebensmittel ergänzte, von denen ich wusste, dass sie Nährstoffe enthielten, die mein Körper brauchte und die die Verdauung und Verwertung der Nahrung unterstützen.

Am Anfang war alles wie immer: Ich konnte meine Gelüste nach bestimmten Speisen nicht abstellen. Ich aß noch immer jede Menge Junkfood – ein Phänomen, das man als Rebound-Effekt bezeichnet, eine Reaktion, die darauf beruhte, dass ich mir so viele Dinge über eine so lange Zeit verwehrt hatte. Dieser Effekt aber ließ allmählich wieder nach, und mein Körper begann, nicht nur nach weniger, sondern auch nach gesünderem Essen zu verlangen. Wenn mein Körper heute meldet, dass er Hunger hat, dann tut er das nicht ohne Grund. Das respektiere ich, statt mich wie früher dafür zu verurteilen. Ich schenke diesem Gefühl Gehör und tue mein Bestes, angemessen zu reagieren. Mein Körper verlangt heute nach frischen Früchten und nach bunten Salaten. Die Lebensmittel, die zu essen ich einst als leidige Pflicht oder gar als Strafe empfunden habe, schmecken mir heute besser als alles, was ich mir während meiner Zeit in New York fünfzehn Jahre lang ohne Maß und Ziel einverleibt hatte.

Mein Geschmackssinn hat sich völlig gewandelt. Das meiste, worauf ich früher Lust hatte, hatte mit Nahrung nicht wirklich etwas zu tun. Es enthielt fast nichts außer Zucker und künstlichen Aromen. Ich führte meinem Körper kaum etwas anderes zu als leere Kalorien. Im Grunde genommen hatte ich teilweise nur deshalb die ganze Zeit Hunger, weil mein Körper *nach Nährstoffen* hungerte.

Ich hungerte meinen Körper in gewissem Sinne aus. Da er das, was ich ihm an Essen zuführte, nicht verwerten konnte, verspürte ich in einem fort ein Hungergefühl. Egal, wie viel ich aß, mein Körper wurde nicht ausreichend ernährt, weil in dem Essen, das ich zu mir nahm, nichts Nahrhaftes enthalten war. Stellen Sie sich vor, Sie geben einem Baby nichts außer Limonade. Genau der Gedanke kam mir nämlich, als ich über eben jene Phase meines Lebens sinnierte.

Ein Baby braucht Muttermilch, und ich gab ihm Cola. Was blieb ihm also anderes übrig, als in einer Tour zu schreien? Es muss ja etwas tun. Genau so ging es meinem Körper. Er musste nach mehr verlangen als nach dem, was ich ihm gab – das war seine einzige Chance. Auch wenn ich mehr als 180 Kilo wog und es unzählige Tage gab, an denen ich über fünftausend Kalorien aß, so hungerte ich meinen Körper dennoch aus – in Bezug auf den *Nährstoffgehalt*.

Ich hielt meinen Körper im Dauerhungermodus, trotz der scheinbar endlosen, kalorienreichen (aber nährstoffarmen) Nahrungszufuhr, und obwohl er mehr als genug überschüssige Fettreserven mit sich herumschleppte, mit denen er sich noch drei weitere Menschenleben lang hätte versorgen können.

Und es war nicht nur mein Körper, der Mangel litt. *Ich* litt ebenfalls Mangel, und zwar in allen Bereichen meines Lebens. Ich hungerte psychisch, emotional und seelisch. Weder hörte ich auf meine innere Stimme noch folgte ich ihr. Ich lebte nach einer vorgefassten Idee, die mir sagte, wie mein Leben zu sein hatte. Meine innere Stimme riet mir, eine ganz andere Richtung einzuschlagen, doch ich hörte nicht auf sie. Stattdessen versuchte ich unentwegt, mich vor all den Veränderungen zu bewahren, die diese Stimme mir gebot – mit der Folge, dass ich auf der seelischen Ebene permanent hungerte. Ich hungerte nach den Erfahrungen, nach denen meine Seele so drängend schrie.

In New York verbrachte ich den lieben langen Arbeitstag drinnen, obwohl ich sehr viel lieber draußen an der frischen Luft und in der Natur gewesen wäre. Ich saß fest in diesem Büro, von neun bis fünf, an fünf Tagen der Woche. So verbrachte ich den Großteil des Tages: um mich nur grelles Neonlicht, der stechende Geruch von Industrieteppichboden sowie das ständige Piepsen und Klingeln und das Stimmengewirr der Verkaufsgespräche, das ich seit nunmehr fünfzehn Jahren im Ohr hatte. Ich hungerte nicht nur nach Nährstoffen, ich hungerte nach Leben!

In meinem tiefsten Innern wünschte ich mich weit fort. Aber was hatte ich für eine Wahl? Als Börsenmakler verdiente ich zwei- bis dreimal mehr als mit irgendeinem anderen Job, der für mich infrage gekommen wäre. Außerdem brauchte ich das Geld, da ich drei Hypotheken am Laufen hatte, zwei Autoleasingverträge und dreizehn Kreditkarten, die allesamt fast ausgereizt waren. Ich saß fest in diesem Büro, war eingesperrt, gefesselt an meine Verpflichtungen und finanziellen Verbindlichkeiten, an das, was wir in unserer Branche »goldene Handschellen« nennen. Ich war eingesperrt in dieses Leben, und es sah nicht danach aus, als würde ich da so bald wieder rauskommen.

Doch kaum hatte ich begonnen, in meinen Körper hineinzuhorchen, konnte ich irgendwann meine innere Stimme hören. Zum ersten Mal hörte ich auf mein Herz, das mir sagte, dass ich auf dem besten Wege sei, zu ersticken. Da ich aber keine Vorstellung davon hatte, wie der Ausweg aussehen könnte, brachte ich nicht mehr zustande, als der Stimme zu lauschen und zu träumen.

Und obgleich ich nicht den Mut und auch nicht die innere Stärke fand, mein Leben zu verändern, sollte es dennoch bald von Grund auf umgekrempelt werden.

Einen Monat nach meinem Schlüsselerlebnis stand eine Geschäftsreise nach San Francisco an, die, sofern alles lief wie geplant, versprach, zu einer der wichtigsten in meiner ganzen Karriere zu werden. Ich wollte mich mit Vertretern eines führenden Broker-Unternehmens treffen, das daran interessiert war, die Firma aufzukaufen, die ich aufgebaut hatte. Dann hätte ich es geschafft, und jener Tag hätte mein Leben für immer verändert. Mit einem Schlag hätten all meine Träume wahr werden können.

Wenn ich nach San Francisco fliege, nehme ich normalerweise einen Nonstop-Flug von Newark. Doch diesmal kam es anders. Um einhundertfünfzig Dollar zu sparen, buchte mich mein Geschäftspartner auf einen billigeren und für mich sehr viel unbequemeren Flug um, der am Nachmittag vom La Guardia Airport in New York gehen sollte. Ich war alles andere als begeistert von der Vorstellung, mich zwei Stunden durch den Verkehr quälen zu müssen, um überhaupt zum Flughafen zu gelangen, obendrein dreihundert Dollar Parkgebühren zu zahlen und einen zweistündigen Zwischenaufenthalt in Cincinnati in Kauf zu nehmen, und das alles nur, um läppische einhundertfünfzig Dollar zu sparen. Normalerweise hätte ich noch

16

einmal umgebucht, aber irgendetwas brachte mich dazu, es bleiben zu lassen und es einfach hinzunehmen, was ich dann auch tat.

Letzten Endes flog ich gar nicht. Ich nahm diese Maschine nicht, konnte sie nicht nehmen, da der gesamte amerikanische Luftraum sowie sämtliche Flughäfen am 11. September 2001 geschlossen wurden. San Francisco und das Treffen mit meinen Geschäftspartnern waren damit passé. Die Maschine aber, die ich ursprünglich von Newark aus nehmen wollte, hatte noch vor Schließung der Flughäfen abgehoben. Es war die Maschine mit der Flugnummer 93 der United Airlines, eine der im Zuge der Terroranschläge vom 11. September entführten Maschinen. Sie befand sich bereits in der Luft, als das erste Flugzeug in das World Trade Center krachte. Den Passagieren an Bord des United-Airlines-Flugs 93 blieb noch Zeit, die Situation zu erfassen und sich über Mobilfunk von ihren Angehörigen zu verabschieden, bevor sie dann beschlossen, die Entführer anzugreifen und die Landung auf einem Feld in Pennsylvania zu erzwingen. Niemand hat den Absturz überlebt.

Hätte ich diesen Flug 93 genommen, wäre nichts von mir übrig geblieben außer einer 200 Kilogramm schweren Leiche, nachdem ich mein ganzes Leben als arbeitender Mensch in einem Büro verbracht hatte, abgestumpft und abgeschlafft unter grellen Neonröhren und dem ewigen Piepsen, Klingeln und Stimmengewirr ringsum.

Das wäre auch weiterhin mein bitteres Los gewesen. Doch das Schicksal meinte es gut mit mir und gab mir eine zweite Chance. Zwei Wochen später war ich auf dem Weg zurück in mein Büro, bereit für einen großen Tag, bereit, mein Leben fortan dankbar anzunehmen und das Beste daraus zu machen. Doch meine Firma war geschlossen.

Das Unternehmen, das alle unsere Bücher und Konten führte, war infolge der heftigen Kursrutsche an der Börse nach dem 11. September pleitegegangen. Es hatte über Nacht 80 Millionen Dollar Verlust gemacht. Im Zuge dessen waren all unsere Geschäftsanteile sowie die Anteile unserer Kunden eingefroren worden. Drei Wochen lang kam kein einziger meiner Kunden an sein Geld, konnte es weder auf andere Konten transferieren noch Handel damit treiben. Und just in dem Moment, da dies wieder möglich war, zogen alle Kunden ihre Gelder komplett ab. Damit war meine Firma erledigt.

Die Firma, für die ich alles getan hatte, für die ich Opfer gebracht, Kämpfe gefochten und Herausforderungen gemeistert hatte – mit einem Schlag war sie dahin. Völlig benommen saß ich an meinem Schreibtisch. Unfähig, irgendetwas zu tun, stierte ich auf den Computerbildschirm vor mir, bis es mir plötzlich dämmerte:

Ich hatte mein Leben wiederbekommen.

Und in diesem Moment verspürte ich den unbändigen Wunsch, meine *wahren* Träume Wirklichkeit werden zu lassen, und ging das an, was ich in meinem tiefsten Innern schon immer tun wollte. Ich kaufte für mich und meine Frau One-Way-Tickets an die Westküste Australiens. Das war schon lange ein großer Traum von uns, doch jetzt erst war ich bereit, ihn auch zu leben, mit nichts im Gepäck außer meiner Zuversicht und dem Wunsch, meinem Herzen zu folgen.

An jenem Abend kam ich mit zwei riesigen Neuigkeiten für meine Frau nach Hause. Die eine war, dass meine Firma pleite war, die andere, dass wir binnen sechs Monaten nach Australien ziehen würden. Zwei Wochen später hatte sie dann Neuigkeiten für mich: Wir erwarteten unser erstes Kind.

Sechs Monate danach saßen wir im Flieger nach Australien. Wir hatten keine Ahnung, was wir dort für den Rest unseres Lebens machen würden, aber das machte uns nichts aus. Ich wusste, ich folgte der Stimme meines Herzens, und solange ich das tat, würde ich auf genau dem richtigen Weg sein. Bis heute höre ich auf diese Stimme und lasse mich von ihr leiten.

Meinen Körper zu verändern hieß für mich auch, mein Leben

weitgehend zu verändern. Aber es gab noch andere Themen, die ich dringend angehen musste. Ich stand unter enormem Stress, und wie ich noch erläutern werde, können bestimmte Formen von Stress den Körper dazu bringen, dass er die »FAT-Programme«, wie ich es nenne, aktiviert und übergewichtig wird. Ich befand mich zudem in einem Zustand, den ich als »emotionale Fettsucht« bezeichne und die entsteht, wenn man sich in einem dicken Körper sehr viel sicherer fühlt – insofern gab es einige Dinge, mit denen ich mich unbedingt befassen musste.

Auf den folgenden Seiten werde ich die vielen verschiedenen Ursachen erörtern, die den Körper veranlassen, dick sein zu wollen. Die meisten von Ihnen werden nur ein bis zwei der dort aufgeführten Probleme haben, die sie sehr genau in den Blick nehmen sollten. Sie müssen lernen, sie zu verstehen, um sie dann anzugehen und lösen zu können. Der ganze Prozess kann sehr einfach sein, und am Ende dieses Buches werden Sie ganz genau wissen, was Sie zu tun haben.

Doch fürs Erste müssen Sie nur eines wissen: Wenn Sie mehr als 4 oder 5 Kilo zu viel haben, die sie einfach nicht loswerden, so liegt das daran, dass Ihr Körper einen Grund hat, warum er an diesen Extrapfunden festhält. Ihr Körper will übergewichtig sein, und solange das der Fall ist, kommen Sie nicht dagegen an.

Ihr Körper hält alle Trümpfe in der Hand. Er kontrolliert Ihren Appetit. Wenn er will, kann er es so einrichten, dass Sie immer nur nach dem falschen Essen lechzen, und zwar in unfassbaren Mengen. Er kontrolliert Ihren Stoffwechsel. Selbst wenn Sie glauben, Sie könnten doch kontrollieren, wie viel Nahrung Sie Ihrem Körper zuführen – in Wahrheit kontrolliert er, wie viele Kalorien er verbrennt und wie viele er speichert. Ihr Körper kann Sie dauerhaft derart müde machen, dass Sie keinerlei Energie mehr haben, Sport zu treiben, auch wenn Sie eben erst voller Optimismus einen Fitnesstrainer engagiert haben.

Ihr Körper hat obendrein das letzte Wort, wenn es darum geht, was mit den Speisen passiert, die Sie ihm einverleiben. Er kann beschließen, so viel davon in Ihren Fettzellen zu speichern, wie er will. Er kann beschließen, die Energie in Ihren Fettzellen zu speichern und sie nicht an Ihre Muskeln zu liefern. Hinzu kommt, dass Ihr Körper anstatt Fett zu verbrennen auch Muskeln abbauen kann, wenn er Energie braucht und nicht genug Nahrung bekommt.

Ihr Körper ist der Boss. Er kontrolliert den gesamten Fettstoffwechsel ebenso wie viele andere grundlegende Überlebensmechanismen in einem winzigen, primitiven Areal am Hirnstamm – nennen wir es das »primitive Gehirn«. Dieses Areal bestimmt, wie viel Schlaf Sie brauchen und wie viel Luft und wie dick oder dünn Sie sein sollten. Wenn Sie mehr Schlaf brauchen, macht es Sie müde. Wenn Sie mehr Sauerstoff brauchen, lässt es Sie tiefer atmen. Und wenn Sie mehr Fett brauchen, macht es Sie hungrig. Ganz einfach. Versuchen Sie mal, die Luft anzuhalten, und Sie werden merken, dass der Drang zu atmen Sie bald völlig beherrscht. Und genau so sollte es auch sein – das Atmen hält uns am Leben! Die Fettspeichermechanismen Ihres Körpers funktionieren auf exakt die gleiche Weise. Solange Ihr Körper überzeugt ist, dass Sie sich sicher fühlen, wenn er dafür sorgt, dass Sie dick bleiben, wird das Verlangen nach Junkfood nicht nachlassen.

Wer dick ist, dem wird häufig vorgeworfen, willensschwach, faul und träge zu sein oder kein Maß zu kennen. Derlei Vorurteile sind nicht nur in der breiten Öffentlichkeit, sondern auch in den Reihen der Gesundheitsindustrie gang und gäbe. »Sieh mal, wie der Typ sich gehen lässt« – das war es, was ich in den Blicken der anderen jedes Mal las, wenn ich eine Arztpraxis betrat. Nichts war weiter von der Wahrheit entfernt, aber es half nichts, die Blicke trafen mich trotzdem regelmäßig.

Stellen Sie sich einmal vor, jemand würde Ihnen vorwerfen, Sie schliefen zu viel und behaupten, zwei Stunden Schlaf seien genug. Und ein jeder würde Sie genau danach beurteilen, Sie als willensschwach und faul bezeichnen, wenn Sie mehr und damit zu viel schlafen. Klar, mit zwei Stunden Schlaf kann man eine Weile auskommen, aber früher oder später braucht man mehr und bekommt einen regelrechten Schlaf-»Anfall«, weil der Körper es so verlangt, egal, was die anderen erzählen.

UND GENAUSO IST DAS MIT DEM ESSEN!

Man kann die Nahrungsaufnahme drosseln und sich eine Weile lang zwingen, weniger zu essen, aber früher oder später kommt er, der große Fressanfall, weil der Körper einen zwingt, mehr zu essen, um ein bestimmtes Gewicht zu halten.

Ich setze mich unter anderem dafür ein, dass die Gesundheitsbranche, die das Klischee propagiert, dass es dicken Menschen an Selbstdisziplin mangele, sich irgendwann offiziell dafür entschuldigt. Erfreulicherweise hat sich in dieser Hinsicht neuerdings einiges getan. Es gibt heute viele Ärzte und Gesundheitsfachkräfte, die sich sehr gut mit den wahren Gründen für Übergewicht und Fettsucht auskennen. Aber der Weg ist noch lang. Die Schulmedizin ist nach wie vor der Meinung, dass Abnehmen schlicht eine Frage von Kalorienzufuhr und Kalorienverbrauch sei, und Dicke folglich »einfach weniger essen« müssten. Wer meint, sich diesem Vorschlag anschließen zu müssen, dem sage ich, er solle versuchen, »einfach weniger zu atmen« oder »einfach weniger zu schlafen«. Um Übergewicht und Fettsucht zu bezwingen, gilt es zu begreifen, dass das ein Ding der Unmöglichkeit ist.

Wie es ist, mit einem Körper zu leben, der einen immerzu zwingt, dick zu sein und ständig viel zu viel zu essen, kann sich wohl kein Mensch vorstellen, kein Arzt und auch sonst niemand, es sei denn, er hat es selbst durchgemacht. Davon abgesehen bestätigen aktuelle Forschungsergebnisse, dass es beim Abnehmen nicht nur um zugeführte und verbrauchte Kalorien geht und es auch nichts mit Disziplin zu tun hat. Dr. Jeffrey M. Friedman, Entdecker des Hormons Leptin und zweifelsohne der führende Experte in der Adipositasforschung des 21. Jahrhunderts, sagt, dass wir aufhören müssen, dicken Menschen Vorhaltungen zu machen, und dass »Fettleibigkeit nicht auf fehlende Willenskraft zurückgeführt werden kann«.[1]

Danke, Dr. Friedman! Bitte tragen Sie diese Kunde in alle Welt.

Wir müssen also zunächst begreifen, dass Abnehmen nichts mit Willenskraft zu tun hat und Punkt. Anstatt vergeblich gegen die durchschlagenden Instinkte des »primitiven Gehirns« anzukämpfen, müssen Sie nichts weiter tun, als verstehen zu lernen, warum Ihr Körper dick sein will, um dann die Ursachen dafür zu beseitigen. Sobald Sie das geschafft haben, wird Ihr Körper dünn sein wollen – so, wie es seiner Natur entspricht.

Fakt ist: Ihr Körper will nicht dick sein, um Sie zu verletzen oder zu bestrafen. Nein, Ihr Körper will dick sein, weil er aus irgendeinem Grund meint, es sei in Ihrem eigenen Interesse. Doch sobald Sie Ihre Probleme erkennen und anfangen, sie zu beheben, wird sich alles ändern.

Sie werden genau spüren, wann es so weit ist und Ihr Körper nicht mehr daran festhält, übergewichtig zu sein. Sie werden nicht mehr so viel Hunger haben, und Sie werden nicht mehr so oft ans Essen denken. Sie werden mehr Energie und Lebensfreude haben, und Sie werden mit Ihrem Körper nicht mehr auf Kriegsfuß stehen.

Nach außen hin mag sich dies nicht gleich zeigen, aber dass sich in Ihrem Inneren irgendetwas ändert, das werden Sie sofort spüren. Ihre Beziehung zum Essen und auch zu Ihrem Körper wird sich verändern – und Ihr Körper wird Ihre Bemühungen nicht mehr bekämpfen.

Auch Ihre Beziehung zu Sport und Bewegung wird sich ändern. Sport zu treiben mag Ihnen momentan verhasst sein, was ich Ihnen nicht vorwerfen kann, denn das hat seinen guten Grund: Ihr Körper will sich gar nicht sportlich betätigen, da er dann Gewicht verlieren würde. Ihr Körper will ja dick sein, weshalb er Sie buchstäblich nicht dazu bewegen will, dass Sie sich körperlich betätigen und Kalorien verbrennen. Denn damit hätte er es sehr viel schwerer, sein Gewicht zu halten.

Ihr Körper macht Sie müde und träge, sodass Ihnen allein schon der Gedanke an körperliche Bewegung Schmerzen bereitet. Das kommt nicht von ungefähr; das macht Ihr Körper absichtlich, damit Sie ja schön auf Ihren vier Buchstaben sitzen bleiben.

Wenn Sie nun aber die Ursachen beseitigen, die Ihren Körper zu der Meinung veranlassen, es sei wichtig, dick zu sein, dann wird er auch wieder aktiv sein wollen. Sport wird keine lästige Pflicht mehr sein und Ihnen wahrscheinlich sogar so viel Spaß bereiten, dass Sie ihn fortan nicht mehr missen möchten.

Noch einmal: Auch wenn sich erste kleine Veränderungen nach außen hin nicht gleich zeigen mögen, so ist es nur eine Frage der Zeit, bis die überschüssigen Pfunde purzeln. In Ihrem Innern hat der Wandel bereits begonnen, und das wissen Sie. Bis dieser Wandel auch nach außen hin für alle deutlich sichtbar wird, ist ebenfalls nur eine Frage der Zeit.

Ich selbst habe bereits zwei Jahre lang gespürt, dass mein Körper sich veränderte, ehe es irgendein anderer bemerkt hat. Ich habe nie groß darüber gesprochen, aber die Veränderungen waren mir sehr wohl bewusst. Auch wenn ich nach wie vor mit mehr als 180 Kilo bepackt durchs Leben ging, rief ich mir innerlich stets das Bild eines jungen Mannes von nicht mehr als 90 Kilo vor Augen. Nach und nach wurde dieses geistige Bild zur Gewissheit: Genau so würde es sein.

Was mich dabei am allermeisten erstaunte, war die Tatsache, dass die Pfunde umso schneller purzelten, je mehr ich an Gewicht verlor. Auch das hatte seinen Grund, wie ich erkannte. Der Körper bestimmt selbst, wie schnell er die Fette verbrennt. Will er dünner sein, verbrennt er sie sehr schnell und mühelos. Und genau das ist der größte Unterschied zwischen meiner Methode und einer Diät: Je schlanker mein Körper sein wollte, desto schneller nahm ich ab.

Diäten laufen immer gleich ab: Zuerst verliert man sehr schnell an Gewicht, dann aber geht es irgendwann sehr viel langsamer voran. Schließlich gerät der ganze Prozess ins Stocken, und in kürzester Zeit haben Sie die abgespeckten Pfunde wieder zugenommen.

Ich hingegen nahm zunächst alles andere als schnell ab; es ging vielmehr überaus langsam. In den ersten sechs Monaten verlor ich rund 12 Kilo, also ungefähr ein halbes Kilo pro Woche. Für jemanden mit 400 Pfund auf den Rippen ist das nicht gerade ein Rekordergebnis.

Doch dann nahm ich nicht etwa *noch* langsamer ab, sondern die Pfunde purzelten plötzlich schneller. In Schritten von knapp einem Kilo pro Woche waren die nächsten 68 Kilo weg, danach noch einmal fast 10 Kilo.

Die letzten 10 Kilo (die besonders hartnäckigen, wie jeder Diätgeplagte weiß) verlor ich dann in Schritten von gut 2 Kilos pro Woche – also fünfmal schneller als zu Beginn. Es war also nicht nur möglich, diese hartnäckigen letzten Pfunde loszuwerden, sie schmolzen sogar geradezu weg.

Mein Körper konnte es einfach nicht mehr ertragen, auch nur ein Pfund Fett zu viel zu haben, und entledigte sich aller Polster bis aufs letzte Gramm. Ich konnte sogar meine Bauchmuskeln wieder sehen, wovon ich so oft geträumt hatte, was mir aber seit Kindertagen nie mehr vergönnt war.

Darüber hinaus deutete nichts, aber auch gar nichts mehr darauf hin, dass ich einmal krankhaft fettleibig gewesen war; meine Haut wurde straff, mein Gewebe fest. Diese Tatsache verblüffte Mediziner und Laien gleichermaßen.

Dabei musste ich dafür gar nicht viel tun, und das müssen Sie auch nicht. Es war kein Kampf. Es waren lediglich drei Dinge, die ich von Tag eins an beachtet habe:

1. Es verging kein Tag, ohne dass ich dafür sorgte, dass mein Körper genau die Nährstoffe bekam, nach denen er verlangte, und das in einer Form, die er gut verdauen und umsetzen konnte. Ich konzentrierte mich darauf, meinem Körper das zuzuführen, was ihm fehlte.
2. Jeden Tag brachte ich eine gewisse Zeit damit zu, eigens von mir entwickelte Methoden zu praktizieren, um die psychischen und emotionalen Ursachen meiner Fettsucht anzugehen.
3. Jeden Abend vor dem Einschlafen visualisierte ich meinen Idealkörper genau so, wie er aussehen und sich anfühlen sollte. Diese Vision wurde schließlich Wirklichkeit.

Auch sonst nutzte ich die Methode des Visualisierens. Im Mai 2003 nahm ich zum Beispiel an einem zwölfwöchigen Abnehmwettbewerb teil. Bis dahin hatte ich bereits fast 50 Kilo abgespeckt und rechnete mir gute Chancen auf den Sieg aus, da ich mittlerweile ohnehin ziemlich rapide an Gewicht verlor. Es konnte mir gar nicht schnell genug gehen, und so entwickelte ich eine Visualisierungsmethode, um meine Gelüste nach Zucker zu stoppen.

Alles andere ergab sich dann fast wie von selbst.

Ob ich anfing, weniger zu essen? Klar! Aber nur, weil ich nicht mehr so viel Hunger verspürte. Ob ich anfing, gesünder zu essen? Definitiv! Aber nur, weil ich mehr Appetit auf gesündere Lebensmittel verspürte. Ob ich mich sportlich betätigte? Und ob! Mit großem Spaß sogar. Es war genau das, was mein Körper von mir wollte.

Aber keine Sorge, ich werde in diesem Buch niemanden überreden, sich zu Sport oder zu sonst irgendetwas zu zwingen.

Ich will Sie lediglich um drei Dinge bitten:

1. Lassen Sie keinen Tag vergehen, ohne Ihrem Körper die Nährstoffe zuzuführen, nach denen er verlangt.
2. Lauschen Sie allabendlich der beiliegenden CD. Hören Sie einfach zu und visualisieren Sie Ihr Idealbild. Oder praktizieren Sie täglich für mindestens zehn Minuten die Visualisierungsübungen, die ich in diesem Buch vorstelle.
3. Hören Sie auf Ihre innere Stimme und auf Ihren Körper.

Wenn Sie bereit sind, diese drei Dinge zu beherzigen, dann lade ich Sie ein, mit mir auf eine Reise zu gehen, die zur schönsten und glücklichsten Ihres Lebens werden kann, denn sie birgt die einmalige Chance, alles zu verändern – nicht nur Ihren Körper, sondern Ihr ganzes Leben.

Jon Gabriel

Teil I

Basiswissen

1 Die FAT-Programme: Die wahren Ursachen von Übergewicht

Eines vorweg: Sie sind nicht dick, weil Sie zu viel essen! Sie sind auch nicht willensschwach, faul, unmäßig, disziplinlos oder sonst irgendetwas, was die typischen Klischees besagen. Diese Vorurteile sind nicht nur ignorant, sondern schlicht falsch. Sie sind dick, weil Ihr Körper dick sein *will*. Das mag lächerlich klingen, ich weiß, vielleicht klingt es auch hart. Doch wie Sie noch sehen werden, ist dies eine Tatsache, die eine befreiende Wirkung entfalten kann, sobald Sie begriffen haben, warum Ihr Körper dick sein will.

Sie müssen zunächst verstehen lernen, dass Ihr Körper über die Fähigkeit verfügt, Sie zu *zwingen*, an Gewicht zuzulegen – aus welchem Grund auch immer er dies tut –, auf die gleiche Weise, wie er Sie zwingt zu atmen. Ihr Körper verfügt über angeborene genetische Überlebensprogramme, die darauf angelegt sind, Sie zu zwingen, entweder immer dicker zu werden oder an sämtlichen Pfunden festzuhalten, die Sie nach seinem Empfinden am Leben halten. Ich nenne diese Programme die FAT-Programme. Die FAT-Programme sind im Grunde dazu da, Ihren Körper in eine Fettspeichermaschine zu verwandeln. FAT – das steht für »Famine And Temperature« – Hunger und Temperatur. Für unsere steinzeitlichen Vorfahren war die Existenz dieser Programme durchaus von Vorteil. In Hunger- und Eiszeiten hatte derjenige gesteigerte Überlebenschancen, dessen Bio-Software die Speicherung überschüssiger Fette veranlasste. Auch der Körper einer schwangeren Frau stellt sich auf diese FAT-Programme um, damit er so viel an Gewicht zulegen kann, wie für die Ernährung eines heranreifenden Fötus notwendig ist.[2] Diese Mechanismen sind allen Säugetieren gemein. Die Winterschläfer der Tierwelt beispielsweise setzen ihre FAT-Programme bereits Monate vor Einbruch des Winters in Gang, um so viel Fett wie möglich zu speichern.[3]

Auch wenn die meisten von uns heute keine Hungersnöte mehr zu fürchten brauchen, machen diese FAT-Programme noch immer einen entscheidenden Teil unseres genetischen Erbes aus. Das Problem ist, dass der Körper leicht darauf verfallen kann, diese Programme ohne Not ablaufen zu lassen, wenn er aus irgendeinem Grund glaubt, es sei gut für Sie, dass Sie dick sind oder dick bleiben. Insofern tut er das alles also nur zu Ihrem Besten. Er wendet sich damit keineswegs gegen Sie.

Sobald die FAT-Programme gestartet sind, laufen feine hormonelle und chemische Veränderungen in Ihrem Körper ab, die dafür sorgen, dass Sie dick werden und es bleiben.

Das geschieht folgendermaßen:

Chemische Veränderungen bewirken, ...	Das Ergebnis ist, ...
... dass Sie mehr Hunger haben und es Sie nach fettreicher, dick machender Nahrung verlangt.	... dass Sie mehr Kalorien aufnehmen.
... dass Ihr Stoffwechsel herunterfährt, Sie müde, träge, phlegmatisch und lustlos werden.	... dass Sie weniger Kalorien verbrennen.
... dass Ihr Körper im Fettspeicher-Dauermodus läuft, er jede Menge Fett einlagert und sich weigert, es zu verbrennen.	... dass Ihr Körper durch die permanent hohe Zufuhr an Kalorien beginnt, Fett dauerhaft im Fettgewebe zu speichern.

Diese chemischen und hormonellen Veränderungen führen dazu, dass Ihr Körper Sie dazu bringt, öfter Hunger zu haben, mehr Gelüste zu entwickeln und mehr Kalorien aufzunehmen, während er gleichzeitig weniger Kalorien verbrennt und möglichst viele der zugeführten Kalorien in Ihren Fettzellen einlagert. So verfährt Ihr Körper gerade jetzt, in diesem Augenblick, und genau darum sind Sie dick. Irgendetwas hat Ihren Körper dazu veranlasst, die FAT-Programme anzuwerfen. Das kann *jedem* passieren, und es *würde* unter den gleichen Umständen auch jedem passieren. Lösen Sie sich also bitte von Schuldkomplexen, Frustration und anderen negativen Gefühlen, unter denen Sie möglicherweise leiden, weil Sie es einfach nicht schaffen abzunehmen. Es liegt nicht an Ihnen! Es liegt einzig daran, dass Ihre FAT-Programme laufen, das ist alles. Sie sind nicht etwa willensschwächer oder disziplinloser als Ihre schlanken Zeitgenossen.

Der einzige Unterschied zwischen Ihnen und den natürlich Schlanken ist der, dass Ihre FAT-Programme in Betrieb sind und die der natürlich Schlanken nicht. Sonst nichts. Im Gegenteil, Sie sind wahrscheinlich viel willensstärker und disziplinierter als ein schlanker Mensch es ist. Denn die natürlich Schlanken essen, was sie wollen. Wo ist da die Disziplin? *Sie* bemühen sich wenigstens, sich am Riemen zu reißen. Die traurige Ironie bei der Geschichte ist: Alle Anstrengungen, die Sie machen, um sich zu zügeln, auch wenn sie noch so gut gemeint sein mögen, verschärfen das Problem nicht nur, sie sind möglicherweise sogar eine der Ursachen dafür!

Gegen den eigenen Körper anzukämpfen hilft aber nichts, wie Sie inzwischen wissen dürften. Würde es etwas bringen, dann hätten Sie dieses Buch gar nicht erst kaufen müssen. Was wirklich hilft und funktioniert: Sie müssen Ihren Körper dazu bringen, schlank sein zu *wollen*. Wenn Sie das geschafft haben, sind die FAT-Programme abgestellt, und die Pfunde purzeln wie von selbst. Sie werden überrascht sein, wie schnell sich bleibender Erfolg einstellt, und zwar ohne tägliche Kämpfe und ohne ständig neue Diäten.

Lernen Sie verstehen, warum Ihr Körper dick sein will

Es gibt nur einen einzigen Gedanken, den Sie verinnerlichen müssen. Sobald Sie das geschafft haben, ergibt sich alles andere wie von selbst:

Ihr Körper will dick sein, sobald er beschlossen hat, dass Dicksein der beste Weg ist, Ihre Sicherheit zu gewährleisten.

Was Ihren Körper anbelangt, so dreht sich grundsätzlich alles darum, für Ihre Sicherheit und Ihr Überleben zu sorgen. Ihr Körper ist nicht Ihr Feind, und er hat es auch nicht darauf abgesehen, Sie unterzukriegen; er versucht lediglich, Sie zu schützen. Genau genommen funktioniert Ihr Körper nach einer brillanten Logik, die absolut sinnvoll ist. Sie müssen diese Logik nur verstehen lernen und mit ihr arbeiten, statt sich dagegen zur Wehr zu setzen. Sie müssen Überzeugungsarbeit leisten, indem Sie zunächst die Sprache ihres Körpers und seine Beweggründe wahrnehmen und verstehen lernen und sie anschließend nutzen, um ihm beizubringen, dass es besser für Sie ist, schlank zu sein.

Hat Ihr Körper erst einmal begriffen, dass Schlanksein der beste Weg ist, Ihre Sicherheit und Ihr Wohlergehen zu gewährleisten, wird er schlank sein wollen und an Gewicht verlieren.

Der Zusammenhang zwischen Dicksein und in Sicherheit sein mag seltsam anmuten, er besteht aber durchaus. In unserer Welt heute hat

Dicksein mit Sicherheit absolut nichts zu tun. Aber Ihr Körper versteht die heutige Welt nicht. Er ist darauf programmiert, Sie vor den Bedrohungen und Unsicherheiten der urzeitlichen Welt zu beschützen, wo tagtäglich vor allem drei Gefahren drohten: Hunger, Kälte und Gefressenwerden.

Bis heute ist unser Körper hervorragend darauf getrimmt, uns vor diesen Risiken zu bewahren. Nur muss in der modernen Welt kaum einer mehr hungern, frieren oder gar fürchten, gefressen zu werden. Diese Gefahren gibt es in unserer Welt nicht, aber das weiß unser Körper nicht. Er funktioniert noch immer nach dem gleichen genetischen Programm, das das menschliche Überleben seit Anbeginn der Zeit gesichert hat.

Was aber hat das Einlagern und Speichern von Fett mit Sicherheit und dem Schutz vor Gefahren zu tun? – Da der urzeitliche Mensch in einer Umgebung lebte, in der es nie ausreichend Nahrung gab und er nie wusste, wann er wieder zu einer Mahlzeit kommen würde, war er mit überschüssigen Fettreserven für Notzeiten gut gerüstet. Je mehr Fett er in seinen Körperzellen eingelagert hatte, desto länger konnte er überleben. Fett wirkt zudem als Wärmepuffer, was lebensnotwendig war, um kalte Perioden oder lange, harte Winter ohne komfortable Behausung oder gar Zentralheizung zu überstehen. Das Fett schützt die inneren Organe und die Extremitäten.

Zu Zeiten von Hungersnöten und großer Kälte *musste* der Körper also einerseits dick sein, um das Überleben zu sichern. Doch das Überleben war trotzdem nicht garantiert. Immerhin bestand die permanente Gefahr, gefressen zu werden. Wer seinen Lebensraum mit Raubtieren teilte, dem wurde zu viel Körpermasse rasch zum Verhängnis, da sie ihn langsamer machte. Auf der Flucht vor einem Angreifer waren die Chancen zu entkommen wesentlich geringer, wenn man dick war. Schlanksein war gleichbedeutend mit schneller sein, und wer schnell war, konnte der Gefahr entrinnen. Das war mitunter lebensrettend.

Das Überleben hing also ganz davon ab, wie dick oder dünn man war. Die drei großen Gefahren – Hunger, Kälte, Gefressenwerden – waren in den meisten urzeitlichen Lebensräumen in der einen oder anderen Form vorhanden. Der Körper musste also in der Lage sein zu entscheiden, mit welchem Idealgewicht er das Überleben am besten sichern konnte. Man durfte nicht zu dünn sein, denn es galt, bis zur nächsten Mahlzeit durchzuhalten, aber auch nicht zu dick, damit man die Chance hatte, möglichen Angreifern zu entkommen.

Unser Körper musste also Strategien entwickeln, um rasch und angemessen auf diese Gegebenheiten reagieren zu können. Er musste nicht nur schnell erkennen, wie viel Fett für welche Situation vonnöten war, sondern auch imstande sein, das Idealgewicht an wechselnde Bedingungen anzupassen. Der hervorragenden Anpassungsfähigkeit unseres Körpers ist es zu verdanken, dass wir heute hier sind. Unsere erstaunliche Flexibilität hat unsere Vorfahren seit Anbeginn der Zeit erfolgreich vor Bedrohungen aller Art beschützt. Dafür sollten wir unendlich dankbar sein.

Leider aber ist all das heutzutage völlig unerheblich. In einer Welt des Überflusses macht Dicksein unser Leben in keinster Weise sicherer. Wir alle wissen das – nur weiß unser Körper es nicht. Er spult nach wie vor sein altbekanntes genetisches Programm ab.

Das Problem dabei ist, dass die Stressfaktoren, die das moderne Leben mit sich bringt, chemische Signale in unserem Körper und Gehirn erzeugen. Das sind mitunter die *gleichen* Signale, die der menschliche Körper bereits aus grauer Vorzeit kennt, wenn er Hunger oder Kälte litt. Weil unser Körper noch genauso funktioniert wie damals, erliegt er dem Irrtum zu glauben, dass wir dick sein müssten, um überleben zu können. In der Folge löst er die FAT-Programme aus. Genauso ist es auch bei Ihnen: Die Belastungen und Stressfaktoren der modernen Welt veranlassen Ihren Körper dazu, die FAT-Programme auf Hochtouren laufen zu lassen.

In diesem Sinne wirken Sie den natürlichen Gesetzen Ihres Körpers entgegen, wenn Sie versuchen, eine Gewichtsabnahme zu erzwingen, während diese Programme in Betrieb sind. Ihr Körper versucht, dicker zu werden, während Sie versuchen, ihn schlanker zu bekommen. Das ist ein aussichtsloser Kampf, den Ihr Körper aufgrund der unglaublichen Macht dieses fest verankerten genetischen Programms am Ende immer gewinnen wird.

Wer abnehmen will und dabei gegen den eigenen Körper ankämpft, ist auf dem falschen Weg. Der Weg zum Ziel heißt herauszufinden, was die FAT-Programme in Gang setzt und den Körper dazu zu bewegen, sie abzuschalten.

Wenn Sie momentan also überflüssige Pfunde mit sich herumtragen, dann ist Ihr Körper der Meinung, es sei bedrohlich für Sie, diese zu verlieren. Er kämpft um Ihr Leben. Wenn er hingegen der Meinung ist, er könne Sie nur am Leben halten, wenn er abspecken würde, dann wird er Sie *zwingen* abzunehmen. Lernen Sie, mit den natürlichen Gesetzen Ihres Körpers zusammenzuarbeiten, anstatt gegen sie anzukämpfen. Der Gewichtsverlust stellt sich dann wie von selbst ein, unweigerlich und vollkommen mühelos.[4]

2 Jessies Gesetz

Das Abnehmen lässt sich von zwei Warten aus betrachten. Die meisten Menschen nehmen nur die eine Seite in den Blick, die des Stoffwechsels: zugeführte und verbrauchte Kalorien, Diäten, Pillen, chirurgische Eingriffe, Geheimnisse der effektiven Fettverbrennung, Änderungen des Ernährungsverhaltens – kurzum, die endlos lange Liste, die Buchläden und Bibliotheken füllt. Doch es ist die ewig gleiche Leier, die uns immer wieder einredet, dass sich nichts tun würde, wenn wir keine Pillen schlucken, uns nicht aufschneiden lassen und den eigenen Körper disziplinieren, kontrollieren, bekämpfen oder sonst wie zum Abnehmen zwingen. Auch die Forschung scheint hier durchweg ins gleiche Horn zu stoßen.

Doch es gibt eine zweite Seite, die sehr viel wichtiger ist und die, wie Sie mittlerweile wissen, das Idealgewicht, also das wünschenswerte Körpergewicht, in den Mittelpunkt rückt. Die Sache hat nur einen Haken: Die Dinge, die Ihren Körper zwingen abzunehmen, sind nicht die, mit denen Sie Ihren Körper dazu bewegen, schlank sein zu *wollen*. Im Grunde genommen haben sie genau den gegenteiligen Effekt.

Wenn Sie also mühelos und nachhaltig abnehmen wollen, die Nase aber ein für alle Mal voll haben von Diäten und Disziplin, dann müssen Sie Ihren Körper lediglich dazu veranlassen, schlank sein zu *wollen*. Um zu veranschaulichen, wie das im richtigen Leben funktioniert, sehen wir uns einmal die Geschichte von Jessie an. Sie hat mir geholfen, ein nach ihm benanntes Gesetz zu entwickeln: »Jessies Gesetz«.

Jessies Geschichte

Jessie hatte keinerlei Begriff von Stoffwechsel oder Kalorienkontrolle. Jessie hat nie eine Schule besucht, konnte weder lesen noch schreiben, und auch wenn er für einen Hauskater ziemlich clever war – ein Genie war er nicht. Als er zu einem jungen Kater herangewachsen war, war er niedlich und mollig. Er war nicht sehr umtriebig und faulenzte die meiste Zeit über im Haus, so wie andere Katzen auch.

Buddy, die fast 55 Kilo schwere Dogge unseres Nachbarn, hasste Katzen. Jeden Nachmittag machte Jessie sich gemächlich auf, um sich zum Ärger des armen Buddy, der im Haus eingesperrt war, im Hof des Nachbarn ins Gras zu legen. Jessie schlenderte hinüber, legte sich ins Gras, gähnte, reckte und streckte sich, während Buddy im Haus jedes Mal seinen Rappel bekam und wie verrückt kläffte.

Eines Tages hatten die Nachbarn es satt und ließen Buddy raus, der sogleich wie ein geölter Blitz über den Hof schoss. Nie habe ich etwas so Großes so schnell laufen sehen. Wie wild verfolgte er Jessie bis in die Wälder, und für den Rest des Tages habe ich meinen Kater nicht mehr gesehen.

Am folgenden Tag kam Jessie zurück; er hinkte. Buddy hatte ihn am Bein erwischt und gebissen. Ich pflegte ihn gesund, und er war auch bald wieder wohlauf. Doch dann passierte etwas Erstaunliches: Im Laufe der kommenden Wochen wurde er dünn und drahtig. Etliche Leute sprachen mich darauf an und rieten mir, ihn auf Würmer untersuchen zu lassen. Aber ich wusste ganz genau, warum Jessie plötzlich so schlank geworden war. Jessies Körper hatte aus purem Selbsterhaltungstrieb beschlossen, dünner zu werden. Er war mit einem bis dahin nicht gekannten Stressmoment konfrontiert worden, dem er sich nun angepasst hatte.

Betrachten wir das Ganze mal aus Jessies Perspektive:

Der **Stressmoment** ist die große, gemeine Dogge.
Jessies **Interpretation** lautet: Kriegt sie mich, bin ich tot.
Seine **Reaktion:** Er rennt um sein Leben.
Die **Adaption,** also die Anpassungsleistung, die sich für Jessie daraus ergibt: Ich muss dünner und schneller werden, damit dieser Mistköter beim nächsten Mal keine Chance hat, mich zu kriegen, und ich rechtzeitig in Sicherheit komme.

Der entscheidende Teil bei dieser Gleichung ist die Anpassungsstrategie, denn genau das ist der Faktor, der Jessies Körper dazu brachte, plötzlich *dünner* sein zu wollen.

Sie können sich die Frage selbst einmal stellen: »Wie passt sich mein Körper den Stressfaktoren meines Alltags an?«

Doch die Geschichte geht noch weiter.

Die Adaptionsstrategie hat bewirkt, dass Jessie dauerhaft schlank und rank geblieben ist – meiner Ansicht nach sogar viel zu mager. Obwohl ich ihn mit unbegrenzten Mengen an reichhaltigem Katzenfutter aus der Dose fütterte, ihm Hühnchen und Fisch vorsetzte, nahm er fortan kein Gramm mehr zu. Sein Körper hatte die überlebenswichtige Botschaft erhalten, dass Dünnsein Sicherheit bedeutet, und schlagartig auf den Stoffwechsel eines Windhundes umgestellt.

Ich wusste, dass es völlig egal war, wie viel Futter ich ihm anbot, er würde nicht zunehmen. Solange sein Körper wusste, dass unbegrenzt Nahrung vorhanden war, sah er keinerlei Notwendigkeit, Fett zu speichern. In einer Welt des Überflusses hatte sein Körper keinen Anlass, dicker zu werden.

Ich beschloss, etwas dagegen zu unternehmen, und setzte ihn auf Diät. Ganz recht, ich setzte ihn auf Diät, weil ich aus Erfahrung wusste, dass eine Diät die beste Methode ist, den Körper dazu zu animieren, dicker zu werden. Anstatt ihm weiterhin ein üppiges Schlemmerbüffet vorzusetzen, fütterte ich ihn nur noch äußerst sparsam und nur einmal am Tag, trotz aller maunzender Proteste seinerseits. Ich achtete darauf, dass er bekam, was er brauchte, ohne jedes Übermaß. Das machte ich einen Monat lang. In der letzten Woche gab ich ihm nur Trockenfutter, was er definitiv nicht gewohnt war. Das mag in Ihren Ohren grausam klingen, aber es ist genau das, was wir selbst ständig machen, wenn wir uns auf Diät setzen.

Nach einem Monat dieser minimalistischen Kost ging ich wieder dazu über, ihm sein Schlemmerbüffet zu servieren, und siehe da: Er nahm wieder zu. Ich hatte seine FAT-Programme aktiviert. Dasselbe geschieht bei Diäten, und genau deshalb funktionieren sie nicht. Sie veranlassen den Körper zu glauben, er müsse eine Hungersnot überstehen, und daher legt er immer mehr zu.

Machen wir uns nichts vor: Wenn Diäten funktionieren würden, gäbe es eine Diät (vielleicht auch zwei), die alle machen und bei der alle abnehmen würden, und damit wäre die Sache erledigt. Es gäbe nicht Tausende von Diäten und nicht jedes Jahr Hunderte neue, die allesamt dasselbe Strickmuster haben und einem weismachen wollen, man könne den Körper zwingen abzunehmen. Wenn Diäten funktionieren würden, dann wären sie längst kein Thema mehr. Doch dass sie offenbar ein Dauerbrenner sind, liegt daran, dass sie von vornherein falsch angelegt und daher leider immer wieder zum Scheitern verurteilt sind.

Jessie wurde nie mehr der süße, mollig dicke Kater, der er einmal war. Er hielt sich irgendwo zwischen schlank und mollig. Die beiden gegensätzlichen Stressmomente glichen einander aus: Buddy sorgte dafür, dass Jessies FAT-Programme abgeschaltet wurden, und ich sorgte dafür, dass sie wieder angestellt wurden. Sein Körper richtete sich auf ein Idealgewicht ein, sodass er nicht zu dick wurde, damit er jederzeit vor Buddy die Flucht ergreifen konnte, und nicht zu mager, damit er die nächste, von mir herbeigeführte künstliche Hungernot überstehen konnte. (Verzeih mir, lieber Jessie. Das geschah alles im Namen der Wissenschaft. Und übrigens: Katzenmädchen stehen nicht auf zu magere Artgenossen. Sie paaren sich lieber mit einem Kater, der ein bisschen Fleisch auf den Rippen hat.)

Wie lässt sich Jessies Gesetz auf Ihre Situation übertragen?

Heute müssen die meisten von uns nicht mehr fürchten, von wilden Tieren gejagt oder von Hungersnöten heimgesucht zu werden. Wir sind jedoch von anderen Stressfaktoren geplagt, etwa von ernährungsbedingten Mangelerscheinungen, von Giftstoffen, Strahlung, Lärmbelastung, Krieg, Verbrechen, Hypotheken, Börsenschwankungen, Finanzkrisen, dem Berufsverkehr, unverschämten Kunden, kranken Verwandten, Arbeitslosigkeit, Kränkungen durch unseren Partner oder Familienangehörige, unzumutbaren Chefs, zu seltenen oder zu vielen Verabredungen ... die Liste ließe sich endlos fortsetzen. All diese Stressfaktoren können chemische Reaktionen in unserem Körper auslösen, die unserem »primitiven Gehirn« vorgaukeln, es müsse die FAT-Programme aktivieren.

Warum das so gut klappt, hat vielerlei Gründe. Die häufigsten sind die folgenden:

Der chronische Jo-Jo-Efekt: Wenn Sie sich ständig zwingen weniger zu essen oder Ihrem Körper die Nahrung versagen, nach der er verlangt, veranlassen Sie ihn zum Glauben, dass Nahrung nur begrenzt verfügbar sei oder dass Sie in einer Zeit des Hungers leben. Diäthalten, sprich, die Quantität oder Qualität des Essens ständig zu kontrollieren, heißt, das Abnehmen mit Gewalt erzwingen zu wollen. Jede Art von Diät ist eine Art Hungerperiode. Und was macht der Körper? Er signalisiert: Achtung, eine Hungerphase droht!, schaltet auf Sparflamme, legt ein paar extra Fettvorräte an und aktiviert die FAT-Programme.

Ernährungsbedingtes Hungergefühl: Sie essen nach Herzenslust, aber Ihr Körper leidet dennoch Mangel und signalisiert Hunger, weil Sie zu den *falschen* Nahrungsmitteln greifen.

Das kann eine der folgenden vier Ursachen haben:

- Ihrer Diät mangelt es an bestimmten Nährstoffen.
- Die Nährstoffe in Ihren Mahlzeiten sind durch die Art der Zubereitung zerstört.
- Sie leiden an Verdauungsstörungen – das heißt, Ihr Körper kann die Nahrung nicht richtig verwerten.
- Die Körperzellen nehmen die Nährstoffe nicht auf.

Toxine (Giftstoffe): Der Körper braucht Fette, um sich vor giftigen Substanzen zu schützen; er speichert sie in den Fettzellen ein. So, wie Ihr Körper Fette braucht, um Sie vor Kälte zu schützen, braucht er sie, um Gifte aus Nahrung und Umwelt zu isolieren und auf diese Weise die inneren Organe zu schützen.

Strahlung: Fett absorbiert Strahlung. Ihr Körper nutzt es, um die inneren Organe gegen Strahlung zu isolieren und sie so davor zu schützen.

Medikamente: Bestimmte Medikamente können die FAT-Programme künstlich aktivieren. Genaueres zu potenziell problematischen Medikationen, siehe Seite 160 ff.

Lebensmittelzusatzstoffe: Industriell verarbeitete Lebensmittel, künstliche Süßstoffe und Geschmacksverstärker unterscheiden sich in radikaler Weise von der Nahrung, die unsere Vorfahren zu sich genommen haben. Unser Körper weiß nicht, wie er sie verwerten soll. Das führt unter Umständen dazu, dass der Hormonhaushalt durcheinandergewirbelt wird und die FAT-Programme anspringen. Ich will damit nicht sagen, dass Sie diese Lebensmittel oder andere, auf die Sie Lust haben, meiden sollen, denn das hieße Diät halten, und Diäten funktionieren nicht. Auf der anderen Seite steigert die Gabriel-Methode das Verlangen nach den richtigen Nahrungsmitteln – sämtliche Gelüste, die Sie auf »falsche« Nahrungsmittel verspüren mögen, sind Ihnen weiter erlaubt, sie werden aber ganz von alleine nachlassen, ohne Diät, ohne Kampf und ohne vergebliche oder übermäßige Anstrengungen. Sobald Ihr Körper schlank sein will, haben Sie kein Verlangen mehr nach Essen, das Sie dick macht.

Psychische und emotionale Stressfaktoren: Ihr Körper behandelt sämtliche psychischen und emotionalen Stressfaktoren so, als wären sie *tatsächliche körperliche Bedrohungen.* Jedes Mal, wenn Sie Stress empfinden, übermitteln die Nervenzellen chemische Botschaften an Ihren Körper, die ihm sagen: »Gefahr droht. Tu etwas dagegen!« Ihr Körper ist so programmiert, dass er alles tut, um Sie vor Stress zu bewahren. Jedoch sind die einzigen Formen von Stress, die er versteht, körperliche Bedrohungen, nicht emotionale. Folglich reagiert Ihr Körper auf gefühlsmäßigen Stress so, als seien Sie *körperlich* in Gefahr.

»Bedrohung« bedeutet für Ihren Körper, dass Sie entweder angegriffen werden oder Sie möglicherweise kurz vor dem Verhungern oder Erfrieren stehen. Psychische und emotionale Bedrohungen können bisweilen die gleichen chemischen Signale erzeugen wie Hunger und Kälte. Wenn dies passiert, gerät Ihr Körper durcheinander, denkt, er müsse Fett einlagern, damit Sie am Leben bleiben, und aktiviert deshalb die FAT-Programme.

Hier ein paar Beispiele für psychische und emotionale Bedrohungen, die Ihren Körper genau dazu veranlassen könnten:

Psychischer Hunger: Ihr Körper versteht nur eine Art von Hunger, und das ist der körperliche Hunger, wobei Sie durchaus auch im psychischen oder emotionalen Sinne hungern können – nach Liebe beispielsweise, nach Spaß, Freude, Vertrautheit, Erfahrungen oder einer tieferen Spiritualität. All diese psychischen und emotionalen Sehnsüchte können dieselben chemischen Signale im Gehirn auslösen wie das körperliche Hungergefühl; und all diese Signale können die FAT-Programme aktivieren.

Verlustängste: Die Angst, finanziell in Not zu geraten oder etwas verlieren zu können, das einem sehr am Herzen liegt, kann dem Körper die Botschaft übermitteln, dass Ressourcen nur begrenzt vorhanden sind. Doch die einzige Ressource, die Ihr Körper kennt, ist Nahrung. Es ist die einzige Ressource, die er imstande ist zu speichern. Jegliche Angst vor einer möglichen Verknappung der Ressourcen interpretiert Ihr Körper als Angst vor Hunger. Wenn Ihr Körper denkt, es stünde eine Hungersnot bevor, wird er so viel Fett wie möglich einspeichern.

Emotional verursachtes Übergewicht: Es mag Ihnen nicht bewusst sein, doch sofern Sie auf irgendeiner mentalen Ebene verinnerlicht haben, dass Dicksein mit einem beruhigenden Gefühl einhergeht oder sonst ein emotionales Bedürfnis befriedigt, leiden Sie an emotional verursachtem Übergewicht. In diesem Falle versteht Ihr Körper Sie vollkommen richtig und schützt Sie wirklich, indem er ständig dafür sorgt, dass Sie sich emotional sicher fühlen.

Dysfunktionale Überzeugungen: Hierbei handelt es sich um irrige Überzeugungen, die eine weit größere Kontrolle über unseren
Körper haben, als wir annehmen. Es gibt Hunderte dokumentierter
Beispiele von tödlich erkrankten Menschen, die fest daran glaubten,
geheilt zu werden, was dann auch eintrat. Umgekehrt gibt es Beispiele von Menschen, die der festen Überzeugung waren zu erkranken,
was dann ebenfalls eintrat. Es gibt sogar Beispiele von Menschen, die
überzeugt waren, bald sterben zu müssen, was sie ohne ersichtlichen
Grund dann auch taten.

Auf die gleiche Weise können negative und irrige Überzeugungen in Bezug auf Übergewicht und Gewichtsabnahme die FAT-
Programme aktivieren. Wenn Sie der festen Überzeugung sind, dass
Dicksein Ihr Schicksal ist, dass es Ihnen angeboren ist oder Sie nichts
anderes verdienen, wenn Sie glauben, dass Abnehmen schwierig oder
gar unmöglich ist, dann wird Ihr Körper zulegen und dick bleiben,
einfach deshalb, weil Sie so fest daran glauben, dass es so sein muss.
Warum Sie vielleicht den ein oder anderen dieser Schlüsse gezogen
haben, mag nachvollziehbar sein; doch der Grund für Ihren erfolglosen Kampf gegen das Übergewicht ist einzig und allein der, dass
Sie das Abnehmen auf die falsche Weise angepackt haben – von außen nach innen, indem Sie sich gezwungen haben weniger zu essen
und sich die Dinge versagt haben, auf die Sie Lust hatten. Abnehmen ist mühelos, wenn Sie es schaffen, Ihren Körper dazu zu bewegen, schlank sein zu *wollen*. Damit das auch klappt, müssen Sie unter anderem Ihre dysfunktionalen Überzeugungen, die Ihnen beim
Abnehmen nur im Wege stehen, loswerden.

Sie müssen verstehen lernen, was die FAT-Programme auslöst und
wie man sie abstellt. Darin liegt der Schlüssel zum Erfolg. Wenn Ihnen das gelingt, dann läuft alles andere wie von selbst.

Die Gabriel-Methode in aller Kürze

Wenn Sie die Schlüssel zum Erfolg, die dieses Buch Ihnen an die Hand gibt, wie beschrieben nutzen, verspreche ich Ihnen Folgendes:

- **Endlich Schluss mit dem Diätzwang:** Nie mehr werden Sie zwanghaft kontrollieren müssen, was Sie essen, wie viel Sie essen oder wonach es Sie gelüstet. Sie können essen, was Sie wollen und wann Sie wollen.

- **Ihr Körper bekommt, was er braucht:** Ich werde Sie anregen, bestimmte Nahrungsmittel in Ihren Speiseplan aufzunehmen und gesunde, positive Essgewohnheiten zu entwickeln. Das hilft, den Körper gut und richtig zu ernähren und den Hunger in den Griff zu bekommen. Zudem reduziert es die Menge der Toxine, die Sie Ihrem Körper zuführen. Indem Sie diesem Ansatz folgen, werden Sie die körperlichen Signale, die Ihre FAT-Programme aktivieren, beseitigen. Auf diese Weise werden Sie auch ohne Diät zu halten weniger Hunger verspüren und ganz von selbst Lust auf gesündere Lebensmittel bekommen.

- **Sie überwinden die psychischen und emotionalen Ursachen für Ihr Übergewicht:** Ich zeige Ihnen simple, aber sehr effektive Methoden, um die psychischen und emotionalen Ursachen Ihres Übergewichts zu beseitigen. Nehmen Sie sich allabendlich zwei Minuten Zeit, um Ihr Wunschgewicht zu visualisieren, hören Sie sich meine CD an oder praktizieren Sie die Visualisierungsübungen tagsüber zehn Minuten lang.

Das ist alles, was Sie tun müssen, um dem Ansatz zu folgen, der mir und Jessie sowie vielen Menschen rund um den Globus bereits zum Erfolg verholfen hat. Die Gabriel-Methode beseitigt auf einfache und systematische Weise alle körperlichen, psychischen und emotionalen Faktoren, die Ihren Körper veranlassen, die FAT-Programme zu aktivieren.

Wenn Sie bereit dafür sind, lade ich Sie ein, mit mir auf die Reise zu gehen, die dem ewigen Kampf gegen die Pfunde ein für alle Mal eine Ende macht. Diese Reise hat das Potenzial, nicht nur Ihren Körper, sondern Ihr ganzes Leben zu verändern.

Zunächst mag es Ihnen vorkommen, als türme sich ein riesiger Berg vor Ihnen auf. Aber keine Sorge, wir werden ihn Schritt für Schritt erklimmen, bis Sie Ihr Ziel am Ende vollkommen mühelos erreicht haben.

Lassen Sie uns zunächst die psychischen und emotionalen Stressfaktoren genauer in den Blick nehmen, die Ihren Körper zur Aktivierung der FAT-Programme veranlassen, und auf diese Weise herausfinden, was Sie tun können, um dagegen anzugehen.

Teil II

Nichtphysische Stressoren als Auslöser der FAT-Programme

3 Psychische Ursachen von Übergewicht

Die meisten Programme zur Gewichtsreduktion achten kaum auf die Verbindung von Körper und Seele und greifen genau aus diesem Grund viel zu kurz. Dabei ist nichts wichtiger, als verstehen zu lernen, wie Seele und Körper miteinander kommunizieren, insbesondere unter Stress.

Das Gefühl von Sicherheit zu entwickeln und psychische und emotionale Stressfaktoren erkennen und beheben zu lernen, ist von höchster Bedeutung, wenn Sie dauerhaft abnehmen wollen.

Erinnern wir uns: Kaum hatte Jessies Körper die Botschaft erhalten »dünn = sicher«, konnte ihm selbst die reichhaltigste, verlockendste, unbegrenzt zur Verfügung stehende Nahrung nichts mehr anhaben. Er wurde nicht dicker, weil sein Körper keine Veranlassung sah, dicker zu sein – ganz gleichgültig, wie viele Kalorien er zu sich nahm. Sobald sein Körper jedoch dick sein wollte, da die Botschaft nun lautete »dick = sicher«, war es ein Leichtes für ihn, wieder zuzunehmen.

Unser Menschenleben ist in der Regel zwar sehr viel komplizierter als das eines Katers, aber soweit es den Körper betrifft, können wir von denselben Grundlagen ausgehen. Jedes Mal, wenn Sie psychischen oder emotionalen Stress haben, kommt es in unserem Körper zu chemischen Veränderungen – chemische Botenstoffe aktivieren in Ihren Zellen uralte Überlebensprogramme. Aber welches Programm genau springt an? Das Schlank-Programm, weil die Botschaft lautet »Achtung Angreifer!«? Oder das Anti-Hungersnot-Programm? Ersteres bewirkt, dass Ihr Körper schlank sein will, letzteres, dass er dick sein will.

Diese beiden Programmvarianten sind die Ursache dafür, warum oberflächlich betrachtet gleiche Stressfaktoren beim einen bewirkten, dass er zunimmt, beim anderen, dass er abnimmt. In einer emotional belastenden Situation entwickelt der eine buchstäblich ein »dickes Fell«, der andere dagegen verliert Pfunde, um leichter davonlaufen zu können. Das sind sehr ursprüngliche Mechanismen, die unseren Urinstinkten entspringen. Diese Urinstinkte sind es auch, die Ihren Körper in Bezug auf Ihr Übergewicht fest im Griff haben. Doch genau darin liegt auch der Schlüssel zur Lösung.

Wenn Sie nichts tun gegen diese psychischen und emotionalen, dickmachenden Stressauslöser, werden jegliche Veränderungen Ihres Essverhaltens oder Ihrer allgemeinen Lebensgewohnheiten bestenfalls Teilerfolge erbringen. Obendrein werden Sie sich in einer anstrengenden und zutiefst entmutigenden Situation wiederfinden. Es wird Ihnen vorkommen, als würden Sie ein Auto mit angezogener Handbremse fahren.

Doch wenn Sie diesen Punkt meistern, wenn Sie sich sicher fühlen und Ihr Körper die psychischen und emotionalen Stressfaktoren in Ihrem Leben nicht mehr als eine Form von drohendem Hunger oder Lebensgefahr deutet, wird er auch nicht mehr dick sein wollen. Dann wird es Ihnen nicht nur leichtfallen, sondern Sie werden ganz zwangsläufig abnehmen. Wenn ihr Körper schlank sein will, dann gibt es nichts, womit Sie ihn davon abhalten könnten. Ihr Stoffwechsel wird auf Touren kommen und die Fettverbrennung steigern, Sie werden weniger Hunger haben und Lust auf gesündere Lebensmittel entwickeln.

Werfen wir also einen Blick auf die häufigsten psychischen und emotionalen Stressauslöser, die die FAT-Programme Ihres Körpers aktivieren, und schauen wird dann, was Sie dagegen tun können.

Psychischer Mangel – die moderne Hungersnot

Dass unser Gehirn jeglichen psychischen oder emotionalen Stress, der einem Mangelgefühl entspringt, als eine Art Hunger deutet, leuchtet ein. In gewissem Sinne ist jeglicher Mangel eine Form von Hunger. Ob Sie der Auffassung sind, in Ihrem Leben nicht genug Geld, Liebe, Aufmerksamkeit oder Sinn zu haben, das Gefühl, das Sie dabei empfinden, ist immer das gleiche – ein Gefühl des Mangels.

Unser Gehirn nimmt diese Botschaft des Mangels wahr und übermittelt sie dem Körper. Der grundlegendste und damit wichtigste Mangel überhaupt, den auch der primitivste Teil unseres Gehirns versteht, ist der Nahrungsmangel, denn Nahrung und Wasser waren die wichtigsten Dinge, die unsere Vorfahren zum Überleben brauchten. Infolgedessen kann das Gehirn jegliche Form von psychischem, emotionalem und seelischem Mangel als Nahrungsmangel interpretieren.

Die Härten des Alltags

Was wir im Allgemeinen als Stress betrachten – sich immerzu durchbeißen und oft verzweifelt kämpfen zu müssen, um über die Runden zu kommen und es zu etwas zu bringen –, veranlasst den Körper mitunter zum Glauben, er befände sich in einer Zeit der Not, weshalb er die FAT-Programme ankurbelt.

Die chemischen Signale, die bei chronischem Stress erzeugt werden, gleichen häufig denen, die unser Körper bekommt, wenn wir Hunger leiden; auch wenn chronischer Stress zwar gefährlich, aber nicht gleich lebensbedrohlich ist. Stress ist nichts so Existenzielles wie es der jagende Tiger für unsere Vorfahren war. Chronischer Stress ähnelt eher einer Hungersnot oder winterlicher Kälte – er ist eine ständig vorhandene Bedrohung, an der sich nichts ändern lässt, die es hinzunehmen und zu ertragen gilt.

Interessanterweise haben eine drohende Hungersnot und die Herausforderungen unseres ganz normalen Alltags eine Sache gemeinsam: Das Gehirn reagiert mit Angst, da es beides als eine chronische, unterschwellige Bedrohung für das langfristige Überleben begreift. Wenn Sie Tag für Tag nicht genug essen, dann werden Sie nicht gleich morgen tot umfallen. Irgendwann aber werden Sie an diesem beständigen, schleichenden Hunger sterben.

Ähnlich verhält es sich mit unserer modernen »drohenden Hungersnot«: Wenn Sie einmal zu spät zur Arbeit kommen, so ist das wahrscheinlich nicht weiter schlimm. Wenn Sie aber Tag für Tag zu spät kommen, dann werden Sie irgendwann gefeuert. Und wenn Sie gefeuert werden, wird es schwierig, über die Runden zu kommen. Und wenn Sie nicht mehr über die Runden kommen, können Sie sich Ihr Haus oder Ihre Wohnung nicht mehr leisten und haben vielleicht nicht genug Geld für Nahrungsmittel. Und wenn Sie kein Geld für Nahrungsmittel haben, könnten Sie sogar verhungern. In gewissem Sinne liegt Ihr Gehirn also ganz richtig, wenn es den Zeitdruck und die Angst, zu spät zu kommen, letztendlich als Angst vor dem drohenden Hungertod interpretiert.

Die Angst, den Job zu verlieren, die Angst, sich nicht mehr über Wasser halten zu können, macht nicht automatisch dick. Jeder Mensch reagiert anders auf Stress. Es ist aber eine Tatsache, dass eine Gewichtszunahme umso wahrscheinlicher ist, je größer die Angst ist, den Job zu verlieren oder im Leben zu scheitern. Wie Studien belegen, haben Menschen in einem besonders stressreichen Arbeitsumfeld sowie Familien mit geringem Einkommen eine stärkere Tendenz zum Übergewicht.[5]

Aber auch wenn Sie Millionär sind, kann es durchaus sein, dass Sie um Ihre Existenz fürchten. Es kommt eben darauf an, wie groß Ihre Angst ist und wie Ihr Gehirn sie deutet, was völlig unabhängig ist von der objektiven Situation.

Seelischer Hunger – wenn unsere tiefsten Sehnsüchte unerfüllt bleiben

Unsere seelischen Bedürfnisse sind ganz unmittelbar an unser innerstes Wesen gekoppelt, oder wie auch immer man den Urgrund unseres Selbst nennen mag. Unerfüllte seelische Bedürfnisse können als eine Form von Hunger wahrgenommen werden und die FAT-Programme aktivieren. Doch damit nicht genug. Wenn wir den Kontakt zu unserem Inneren verloren haben, kann das bewirken, dass wir beim Essen umso kräftiger zulangen, um unsere innere Welt mit der äußeren zu verbinden – Essen hält bekanntlich Leib und Seele zusammen. Wenn man es recht bedenkt, ist Essen auch eine sehr intime Angelegenheit: Sie nehmen etwas, das sich außerhalb von Ihnen befindet, und führen es Ihrem Inneren zu. Sie bringen sich mit der Nahrung in Verbindung und verschmelzen mit ihr. Sie wird ein Teil von Ihnen. Essen wird zu einem Ersatz für die wahre Verbindung mit unserem innersten Wesen, nach der wir uns sehnen. Leiden wir seelischen Hunger, entwickeln wir mitunter den Hang, unsere Seele durch Essen zu »sättigen«.

Wenn einem der Sinn im Leben fehlt, kann das als ein Mangel wahrgenommen werden, der die FAT-Programme aktiviert. Forscher haben herausgefunden, dass es einen statistischen Zusammenhang gibt zwischen einem sinnerfüllten Leben und einem gesunden Gewicht.[6] Unser Leben so zu leben, dass wir es als sinnerfüllt empfinden, dass wir einen Zweck in unserem Dasein sehen, nährt die Seele. Einen Sinn im Leben zu sehen ist eine Art von »Seelennahrung«, und viele von uns hungern nach diesem so lebenswichtigen, nicht-körperlichen Nährstoff.

Was hat wirklich Gewicht? – Hören Sie auf Ihr Herz!

Zunächst ein kleiner praktischer (oder je nach Lebenssituation auch unpraktischer) Ratschlag: Wenn Sie unbändige Lust haben, etwas Bestimmtes zu tun, was immer es ist, sich aber nicht recht trauen – TUN SIE ES! Wagen Sie es, hören Sie auf Ihr Herz! Es ist unbedingt notwendig, dass Sie auf das hören, was Ihr Herz Ihnen sagt. Denn durch das Herz spricht die Seele; es übermittelt Ihnen das ganze Leben hindurch, was Sie in dieser oder jener Situation am besten tun sollten. Wenn Sie diese Botschaften des Herzens nicht befolgen, kommen Sie zwangsläufig ab von Ihrem ureigensten Lebensweg.

Wenn Sie den Botschaften Ihres Herzens nicht Folge leisten, wird das Gefühl des sehnsuchtsvollen Verlangens und der tiefen Entmutigung nie vergehen; es wird immer stärker werden. Eine negative Einstellung verengt den positiven Lebensfluss, verursacht Kummer, Schmerz und emotionalen Hunger.

Neulich habe ich Gina getroffen, eine Freundin, die ich seit Jahren nicht mehr gesehen hatte. Sie erzählte, sie wolle unbedingt abnehmen und habe sich eine sehr strenge, kalorienarme, fettarme und kohlenhydratarme Diät verordnet. Nicht einmal Paprika dürfe sie essen, da auch die zu viele Kalorien hätten.

Gina arbeitete seit Langem als Lehrerin, hatte ihren Beruf aber mittlerweile satt und war vollkommen ausgebrannt. Sie würde den Job in ein paar Jahren gerne an den Nagel hängen, sagte sie, könne sich das aber nicht leisten, da sie auf das Geld angewiesen sei. In ihrer Freizeit malte sie; sie hat im Laufe der Zeit etliche Hundert Bilder gemalt, die allesamt in ihrem Schuppen lagerten. Als sie ihre Künstlermappe aufklappte, um mir ein paar davon zu zeigen, verschlug es mir den Atem. Zwei davon hatte sie zu Wettbewerben eingereicht, und beide Male hat sie gewonnen.

Daher stellte ich ihr die naheliegende Frage, warum sie ihre Bilder nicht verkauft. Weil sie nicht sicher sei, ob sie irgendjemand kaufen würde, erwiderte sie. Dabei zog sie die Schultern hoch, und ihr Gesicht wurde verschlossen. Man sah ihr an, dass ihr die Frage unangenehm war.

»Moment mal«, sagte ich. »Deinen Lebensunterhalt als Lehrerin zu verdienen hast du satt, und es erfüllt dein Herz auch nicht gerade mit Glück. Nebenbei *tust* du das, was du wirklich gerne und aus freiem Willen heraus tust und offensichtlich hervorragend kannst. Du hast bereits Hunderte Bilder gemalt, die alle im Schuppen verstauben. Du willst abnehmen und hungerst dich dabei nur aus. Du willst deinen Job an den Nagel hängen, hast aber Angst, dein Auskommen zu verlieren.«

Ich kam richtig in Fahrt. »Ich sag dir mal was: Deine Gewichtsprobleme, deine Geldsorgen und höchstwahrscheinlich auch all deine körperlichen und seelischen Nöte, die du empfindest, kreisen alle um ein und dasselbe Thema: Da gibt es etwas, das du richtig gerne tust, das dir in die Wiege gelegt wurde, und du ignorierst es. Etwas zu haben, das man gerne tut, ist ein Geschenk des Universums, und du lehnst es ab. Damit lehnst du aber auch die Gnade ab, von der es begleitet ist. Folglich ringst du mit dir, sehnst dich nach etwas und verhungerst.« Ich fuhr fort und machte ihr unmissverständlich klar: »Wag es! Hör auf dein Herz! Nimm die Bestimmung deines Lebens an!« Als wir uns verabschiedeten und Gina weiterzog, sah sie ziemlich verstört aus, als würde ihr gerade irgendetwas bewusst.

Die innere Stimme ist wie ein roter Faden. Wenn wir es nicht schaffen, auf unser Herz zu hören, ist Übergewicht häufig die Folge.

Ein ungestilltes inneres Verlangen verursacht emotionalen Hunger und aktiviert die FAT-Programme.

Die einfache Regel lautet:

Wenn es etwas gibt, was Sie unbedingt, von ganzem Herzen tun wollen, sich aber nicht trauen – dann TUN SIE ES! WÄGEN SIE NICHT AB! HÖREN SIE AUF IHR HERZ!

Oft ist es so, dass die Situationen und Menschen in unserem Leben, die uns am meisten Stress und Kummer bereiten, nur dazu da sind, um uns daran zu erinnern, dass wir nicht unserer inneren Stimme folgen. Das kann ein anstrengender Chef sein oder ein verletzender Partner in einer nicht funktionierenden Beziehung.

Angst zu haben vor den Veränderungen, die sich einstellen werden, wenn man der inneren Stimme folgt, ist völlig normal. Lassen Sie diese Veränderungen trotzdem geschehen. Sträuben Sie sich nicht. Verkrampfen Sie sich nicht; entspannen Sie einfach und lassen Sie diese Veränderungen zu. Schließlich folgen Sie Ihrem Herzen, und das bedeutet, dass Sie das Verlangen Ihrer Seele stillen werden. Es bedeutet, dass Sie zurückkehren auf Ihren ureigensten Weg und Ihren Lebensinhalt gefunden haben. Das Universum wird es Ihnen lohnen.

Es wird eine Übergangsphase geben, während Sie sich vom alten in das neue Leben bewegen. Die ist zwar unangenehm, aber ohne sie geht es nicht. Genau wie nach einem chirurgischen Eingriff gibt es auch hier eine Zeit, in der der Heilungsprozess einsetzt und Ihr Körper Ihnen ein gewisses Unbehagen bereitet. Aber da ein chirurgischer Eingriff bekanntlich Leben retten kann, nehmen Sie das in Kauf. Wann immer Sie während eines Veränderungsprozesses also übergangsweise ein Unbehagen verspüren, bleiben Sie ruhig und sagen Sie sich Folgendes: »Ich gehorche meinem inneren Impuls und lasse diese Veränderungen in meinem Leben zu.«

Die Veränderungen, die sich bei mir selbst während der Übergangsphase zu meinem neuen Leben vollzogen haben, waren gelinde gesagt beträchtlich. Sie zuzulassen war das Größte, das ich je im Leben getan habe. Und der Lohn der Mühen übertraf am Ende meine kühnsten Träume.

Gina habe ich übrigens seither nicht mehr gesehen, aber ich weiß von einem gemeinsamen Freund, dass sie abgenommen hat, es ihr als Künstlerin prächtig geht und sie gerade ihre erste große Ausstellung hatte.

Wenn Ihnen Ihre Überzeugungen im Weg stehen

Psychisch bedingtes Übergewicht ist dadurch verursacht, dass Ihre Überzeugungen entweder eine Gewichtszunahme bewirken oder das Abnehmen verhindern. Durch unsere Einstellungen und Überzeugungen schaffen und gestalten wir die Realität, die wir erleben, und zwar in einem weit größeren Maße, als wir uns dies eingestehen wollen. Nützliche Überzeugungen führen dazu, dass alles läuft wie am Schnürchen. Schädliche Überzeugungen stehen uns nur im Weg, und aus diesem Grund müssen wir unsere Grundeinstellung mitunter überprüfen, sie aktualisieren oder auch neue Glaubenssätze entwickeln.

Ich habe einmal von einem Bahnarbeiter in Kanada gehört, der in einem Zug mit Kühlwaggons arbeitete. Seine größte Angst war, dass er versehentlich in einen dieser Waggons eingeschlossen werden und erfrieren könnte. Diese Angst sei sein ständiger Begleiter, schrieb er einmal in einem Brief an seine Tochter. Und was passierte? Eines Nachts wurde er durch einen unglücklichen Zufall in einem der Wagen eingeschlossen und erfror: Tod durch Erfrieren lautete die offiziell festgestellte Todesursache, als man seine Leiche am folgenden Morgen fand. Eine eindeutige Diagnose, wie man meinen möchte – nur war es so, dass die Kühlung des Waggons in jener Nacht gar nicht angeschaltet war. Der Mann war schlichtweg deshalb erfroren, weil er felsenfest davon überzeugt war, dass er erfrieren würde.

Ein ähnliches Phänomen ist im Zusammenhang mit einem Ritual der australischen Aborigines bekannt. Das sogenannte »bone pointing«, das »Totsingen«, dient der Bestrafung von Stammesangehörigen. Der Medizinmann richtet dabei einen angespitzten Känguru- oder Waranknochen wie einen Zeigestab auf das Opfer.

Die Opfer glauben so fest an die Macht des Knochens, dass sie kurz darauf krank werden und Essen und Trinken verweigern. Sofern kein traditioneller Heiler einschreitet, sterben sie schließlich – sie werden Opfer ihrer eigenen Überzeugung. Das »bone pointing« funktioniert, weil die Überlieferung – die nichts anderes beinhaltet als über Generationen weitergegebene Überzeugungen und Glaubensvorstellungen – besagt, dass der Knochen eine tödliche Wirkung habe. Das Ritual funktioniert seit Jahrtausenden. Die Menschen sterben, weil sie *glauben*, dass der Knochen sie töten würde. Wenn innere Überzeugungen und Glaubensvorstellungen es sogar vermögen zu töten, dann kann wohl kaum ein Zweifel daran bestehen, dass sie auch die Macht haben, die FAT-Programme zu aktivieren oder zu deaktivieren.

Innere Überzeugungen können unsere Realität komplett bestimmen, denn sie wirken wie ein Realitätsfilter. Wenn wir glauben, dass etwas möglich ist und passieren wird, entwickeln wir ein ganzes Spektrum denkbarer Szenarien, wie das geschehen könnte. Wenn wir umgekehrt aber glauben, etwas sei schwierig oder unmöglich zu erreichen, beschneiden wir die Möglichkeiten von vornherein und sorgen somit dafür, dass es nur nach großen Mühen oder gar nicht eintritt. Je schwieriger erreichbar uns etwas erscheint, desto schwieriger werden wir es auch erreichen. Wie schrieb Richard Bach so schön? »Führe deine Unzulänglichkeiten ins Feld, und ehe du dich's versiehst, verbleiben sie dir.« Je leichter uns dagegen etwas zu erreichen erscheint, desto leichter fällt es uns, es zu erreichen.

Menschen töten und sterben für ihre Überzeugungen. Mir persönlich ist es völlig egal, ob meine eigenen Einstellungen »richtig« oder »falsch« sind. Ich stelle mir stets nur eine Frage: »Nutzt mir oder meinen Mitmenschen, mit denen ich diesen Planeten teile, diese oder jene Überzeugung?« Wenn ja, behalte ich sie bei; wenn nein, verwerfe ich sie. So einfach ist das.

Was nun das Abnehmen angeht, so mögen Sie immer wieder etwas Neues ausprobiert haben und immer wieder gescheitert sein, sodass Sie inzwischen glauben, dass Abnehmen entweder äußerst schwierig ist oder schlicht unmöglich. Ich will Sie dringend bitten, diese negativen Überzeugungen loszulassen; sie sind Ihnen nur im Weg. Die innere Überzeugung, dass Abnehmen schwierig ist – gleichgültig, aus welchem Grund –, ist verantwortlich für psychisch bedingtes Übergewicht.

Eigentlich aber ist Abnehmen ganz einfach. Sie haben es bis jetzt nur ganz falsch angepackt. Welche Fehlschläge auch immer Sie erlitten haben, es lag nicht an Ihnen; es lag an den wirkungslosen Methoden, die Sie angewandt haben. Jeder, der wirkungslose Maßnahmen ergreift, um ein Ziel zu erreichen, wird scheitern. Deshalb haben Diäten eine so miserable Erfolgsquote.

Jedes Mal, wenn Sie die Hand ins Feuer halten, werden Sie sich verbrennen. Und jedes Mal, wenn Sie versuchen abzunehmen, indem Sie gegen die natürliche Logik Ihres Körpers verstoßen, wird sich Ihr Körper gegen Sie stellen. Wenn Sie aber erst einmal *effektive* Strategien zum Abnehmen nutzen, werden die Pfunde ganz von selbst purzeln.

Wozu also alte, nicht funktionierende Überzeugungen aufrechthalten, wenn Sie einem nur im Weg stehen?

Sie *können* diese alten Überzeugungen, die bei psychisch bedingtem Übergewicht im Spiel sind, auflösen, indem Sie Ihre Denkweise umpolen. Sie können Überzeugungen bewusst und aktiv kreieren
und wieder auflösen – es ist wie bei einem Lichtschalter, den Sie je
nach Bedarf an- und ausschalten. Je leichter Sie sich das Abnehmen
vorstellen, desto leichter wird es. Nutzen Sie die Macht der inneren
Überzeugungen zu Ihrem Vorteil!

Ich werde Ihnen eine Reihe hochwirksamer Werkzeuge an die
Hand geben, um dem inneren Hunger und dem psychisch bedingten
Übergewicht buchstäblich zu Leibe zu rücken. Zunächst aber wollen
wir uns der wichtigsten nicht-körperlichen Ursache von Übergewicht
zuwenden – dem emotionalen Hunger.

4 Emotional bedingtes Übergewicht

Leiden Sie an emotional bedingtem Übergewicht, haben Sie bewusst oder unbewusst beschlossen, dass Dicksein Ihnen ein sicheres Gefühl gibt. Wenn das der Fall ist, dann senden Sie die Botschaft an Ihren Körper, dass Dicksein der beste Weg ist, um Sie vor emotionalen Stressfaktoren in Ihrem Leben zu schützen.

Emotional bedingtes Übergewicht und emotionales Essen

Das emotional bedingte Übergewicht hat mit dem sogenannten »emotionalen Essen« zunächst nichts zu tun. Emotionale Esser verbinden Essen mit einem positiven emotionalen Erlebnis, mit Liebe, Freude, Glück, Geborgenheit oder Sicherheit. Emotionale Esser nutzen das Essen ganz klassisch als »Seelenfutter«, um Ihre Gefühlslage positiv zu beeinflussen, um es sich gut gehen zu lassen oder einfach nur aus Freude am Genuss.

Bis zu einem gewissen Grad sind wir als Angehörige einer Kultur, in der die Zubereitung und das Teilen der Nahrung einen hohen Stellenwert genießen, alle emotionale Esser. Man könnte es sich leicht machen und mit dieser Tatsache erklären, warum manche Menschen übergewichtig sind. Aber ich kenne auch eine Menge emotionale Esser, die gerne essen, die Essen mit Liebe und Freude verbinden, die essen, was immer sie wollen, und trotzdem nicht übergewichtig sind. Einfach, weil ihr Körper nicht dick sein will.

Ganz allgemein ist jede Form von Essen, das (aus welchem Grund auch immer) nicht ausschließlich der Nahrungsaufnahme dient, emotionales Essen.

Emotional bedingtes Übergewicht hingegen ist der unmittelbare Drang zum Dicksein, ob bewusst oder unbewusst, der als emotionale Überlebensstrategie fungiert. Rein theoretisch könnte es sein, dass Sie das Essen mit keinerlei positiven Effekten verbinden, dass Sie keine Freude am Akt der Nahrungsaufnahme an sich haben, aber dennoch an emotional bedingtem Übergewicht leiden – denn es geht nicht um das Essen an sich, es geht um das Dicksein.

Erste Gegenmaßnahmen bei emotional bedingtem Übergewicht

Wann immer mir jemand in einem ersten Gespräch von seinen Gewichtsproblemen erzählt und ich Anzeichen emotional bedingten Übergewichts erkenne, sage ich normalerweise nur so viel: »Sie müssen mir nicht erzählen, was Sie essen oder zurzeit gerade nicht essen, wie viele erfolglose Diäten Sie bereits hinter sich haben oder worauf Sie unbändigen Appetit verspüren, welche Art Sport Sie treiben oder wie ›gut‹ oder ›schlecht‹ Ihnen all das gelingt. Ich denke, Sie haben einen emotionalen Drang, dick zu sein, und solange Sie diesen Drang haben, kommen Sie mit keiner Diät weiter. Wir müssen also zunächst einmal herausfinden und verstehen, warum Sie diesen Drang zum Dicksein haben, und dann überlegen, was wir tun können, um ihn zu beseitigen.«

Erst später, wenn jemand bereits auf einem guten Weg ist, die Ursachen seines emotional bedingten Übergewichts in den Griff zu bekommen, komme ich zum nächsten Schritt: »Jetzt können wir über Ihre Essgewohnheiten sprechen, über Ihre Gelüste, Ihren Energieumsatz und auch darüber, was Ihnen in Ihrem Leben im Allgemeinen schwer- oder leichtfällt sowie über das Abnehmen im Besonderen. Davon ausgehend entwickeln wir dann einen Ansatz, der die Gründe, warum Ihr Körper dick sein will, anpackt und sie beseitigt.«

Meistens ist es so, dass die Leute, die anfangen, sich ihrem emotional bedingten Übergewicht zu stellen, überflüssige Pfunde einfach verlieren und ich dann monatelang nichts mehr von ihnen höre.

Im Prinzip ist es zwecklos, über Strategien zur Gewichtsreduktion zu diskutieren, wenn dem Dicksein psychische oder emotionale Ursachen zugrunde liegen – es sei denn, Sie *rücken diesen Ursachen zu Leibe.*

Jede noch so einfache Methode zum Abnehmen wird scheitern, wenn Sie an emotional bedingtem Übergewicht leiden. Selbst wenn jemand sagen würde: »Sie müssen nur jeden Tag einmal den kleinen Finger heben, dreißig Tage lang, und schon nehmen Sie ab«, werden Sie einen Grund finden, warum es unmöglich ist, dieses Programm bis zum Ende durchzuführen, wenn die emotionalen Ursachen Sie weiter fest im Griff haben. Sie werden es »vergessen«, »keine Zeit« dafür haben, oder es wird sonst irgendetwas »dazwischenkommen«. Sie werden die eigenen Anstrengungen sabotieren, weil der Drang zum Dicksein auf einer emotionalen Ebene eine überlebenswichtige Funktion für Sie erfüllt.

Motive für emotional bedingtes Übergewicht

Massives Überschreiten Ihrer Grenzen in jedweder Ausprägung kann zu emotional bedingtem Übergewicht führen. Die überschüssigen Pfunde weiten Ihre Grenzen im übertragenen Sinne aus. Dicksein schafft eine Distanz zwischen Ihnen und der Person, Sache oder Situation, die in Ihren ganz persönlichen Raum einzudringen droht.

Sämtliche Arten von Übergriffen, ob körperlich, psychisch oder emotional, sind Grenzüberschreitungen.

Seelische und emotionale Übergriffe. Emotional missbräuchliche Beziehungen – mit Menschen, die kontrollieren, spionieren und dominieren – sind als übergriffig zu bezeichnen. Diese Menschen dringen in Ihren seelischen und emotionalen Raum ein.

Bill, ein ehemaliger Mitarbeiter, der mich bereits kannte, als ich noch stark übergewichtig war, sah neulich ein paar aktuelle Fotos von mir und fragte: »Ist das der *echte* Jon, der sich all die Jahre hinter den vielen dicken Fettpolstern versteckt hat?« Und ich dachte im Stillen, ja, das bin ich, der *echte* Jon, und genau das habe ich all die Jahre getan: mich hinter den vielen dicken Fettpolstern versteckt.

Als ich an der Wall Street arbeitete, hatte ich in meinem engeren Arbeitsumfeld mit einem Kollegen zu tun, der sich überaus provokativ verhielt. Ich mochte und respektierte ihn, doch irgendwie war mir auch bange vor ihm. Das ist wohl mein tiefstes und dunkelstes Geheimnis, das ich nun vor Ihnen ausbreite. Es ist schwer für einen erwachsenen Mann zuzugeben, dass er vor einer anderen Person Angst hat. Dass diese Angst völlig irrational oder unbegründet war, ist dabei ganz egal, und ich gestehe, dass ich in der Gegenwart dieses Menschen keine einzige Sekunde erlebt habe, in der mir nicht beklommen zumute gewesen wäre.

Er war sehr intelligent und ein glänzender Redner. Er wollte ständig irgendetwas von mir wissen und legte es regelrecht auf Streitigkeiten mit mir an. Es kam vor, dass er tagelang sauer auf mich war, und ich fühlte mich in seiner Gegenwart einfach nie sicher, nicht eine Sekunde lang – nie! *Ganze zehn lange Jahre nicht,* denn so lange dauerte dieses Arbeitsverhältnis.

Sobald er in der Nähe war, hatte ich stets das Gefühl, dass er meinen seelischen Raum grob verletzte. Unser Arbeitsverhältnis brachte es mit sich, dass wir für den Erfolg des Unternehmens extrem aufeinander angewiesen waren. Ich brauchte ihn ebenso, wie er mich brauchte. Infolgedessen konnte ich nicht entkommen, mich nirgendwo verstecken.

Weil es kein Entrinnen gab, blieb mir nichts anderes übrig als zu versuchen, einen gewissen Abstand zwischen uns zu bringen. Das Fett hat diesen Zweck erfüllt und Distanz zwischen uns geschaffen; im Grunde genommen versteckte ich mich in meinem Körper. Das Übergewicht fungierte als Pufferzone zwischen uns beiden und hat mir das Gefühl von sehr viel mehr Sicherheit verschafft.

Dazu kam, dass er mir umso weniger bedrohlich schien, je dicker ich wurde. Er war ohnehin größer und kräftiger gebaut als ich, weshalb er mir schon rein körperlich Respekt einflößte. Wenn er in Rage geriet, fuchtelte er manchmal wie wild mit den Armen und warf mit Gegenständen, und ich hatte jedes Mal Angst, dass die Situation umschlagen und er gewalttätig werden könnte.

Das passierte zwar nie, und an sich war er auch gar kein cholerischer Charakter. Trotzdem hatte ich immer Angst, dass wir heftig aneinandergeraten könnten. Schließlich hatte ich irgendwann das Doppelte seiner Masse. Ich war überzeugt, dass er mich nie im Leben angreifen würde, wenn ich nur dick genug war.

Die Art und Weise, wie mein Körper sich der Situation anpasste, ähnelt sehr der evolutionären Entwicklung in der Natur. Tiere, die vor einem Angreifer nicht flüchten können, werden bisweilen so massig, dass kein Angreifer ihnen jemals zu nahe kommt. Man denke nur an Elefanten oder Wale. Sie sind nicht in der Lage, vor möglichen Angreifern zu flüchten, was sie aber auch nicht zu kümmern braucht, denn nichts und niemand wird je auf die Idee kommen, ihnen auf die Pelle zu rücken. Ich für meinen Teil konnte meinem Angreifer ebenfalls nicht entkommen, also machte ich es wie der Wal und legte mir eine dicke Speckschicht zu.

Wenn Sie ebenfalls Beziehungen haben, egal welcher Art, in denen man Ihre Grenzen missachtet und verletzt, dann sollten Sie die Hilfe Ihrer Familie, von Freunden, nahestehenden Menschen oder auch von professioneller Seite suchen. Solche Beziehungen müssen sich entweder ändern, oder sie müssen beendet werden. Manchmal hilft es, sich ein Herz zu fassen und den Peiniger direkt anzusprechen, denn wenn er sich der Dynamik des Problems bewusst wird, ändert er möglicherweise sein Verhalten. In den meisten Fällen von emotionaler Übergriffigkeit haben die Täter nämlich keinen Schimmer davon, was in ihrem Gegenüber vorgeht.

Ignorieren Sie Ihre Gefühle also nicht, kehren Sie sie nicht unter den Teppich, denn es sind genau die Gefühle, die sie dick machen und dick bleiben lassen. Wenn Sie abnehmen wollen, dann muss sich nicht nur die Natur dieser Beziehungen ändern, sondern auch Ihre Einstellung zu diesen Beziehungen. Sie müssen so weit kommen, dass Sie sich in der Gegenwart anderer sicher fühlen. Das ist Ihr angestammtes Recht, und wenn Sie dieses Gefühl von Sicherheit bislang nicht haben, dann müssen Sie es sich zurückerobern.

Beginnen Sie, indem Sie sich diese krank machenden Gefühle eingestehen. Sie sind real, sie sind wichtig, und sie müssen zum Ausdruck kommen. Sobald Sie diese Gefühle gut genug kennen und verstehen, sind Sie auch in der Lage, sie Ihrem Peiniger gegenüber in wirksamer Weise zu äußern. Gut möglich, dass Sie beide dann eine professionelle Beratung oder die Vermittlung durch Dritte brauchen, um die Sache aufzuarbeiten.

Um emotional bedingtes Übergewicht an der Wurzel zu packen, genügt es manchmal zu erkennen, dass es die eigenen Ängste sind, die das Dicksein verursachen. Das löst zwar nicht alle Schwierigkeiten auf einen Schlag, aber es wird dazu führen, dass Sie nicht weiter zunehmen.

Missbrauchserfahrungen. Im Falle körperlicher Misshandlungen oder sexuellen Missbrauchs, wenn körperliche Grenzen verletzt werden, fungiert das Fett oft genau wie bei emotionalen Übergriffen als Schutz – als Puffer zwischen der eigenen Person und dem Peiniger. Das Übergewicht hält einem den Peiniger buchstäblich vom Leib. Im Falle von sexuellem Missbrauch verliert der Täter bisweilen sogar das Interesse an seinem dick gewordenen Opfer.

Ich kenne viele traurige Geschichten von Menschen, die als Kind sexuell missbraucht wurden und mir erzählten, dass sie den Täter irgendwann los waren, als sie dicker und dicker wurden. Fett fungiert hier tatsächlich als Schutzschild. Unglücklicherweise jedoch haben diese Erlebnisse im Unterbewusstsein tiefe, fast unauslöschbare Spuren hinterlassen. *Fast,* wie ich betonen möchte, denn es muss nicht zwangsläufig so sein. Sie selbst können viel dazu beitragen, um die Verbindung zwischen »dick sein« und »geschützt sein« dauerhaft zu lösen.

Wenn Sie einst misshandelt worden sind, ist es durchaus möglich, dass ungeklärte Gefühle Sie bis heute beeinflussen, dass Sie Probleme haben, Vertrauen aufzubauen, und an emotional bedingtem Übergewicht leiden. Wir werden in diesem Kapitel noch darüber sprechen, wie Sie sich selbst umerziehen und an einen Punkt gelangen können, an dem Sie sich wieder sicher fühlen. Sie können sich aus den Fesseln des emotional bedingten Übergewichts selbst befreien.

Sofern Sie derzeitig körperlichen Misshandlungen oder sexuellem Missbrauch ausgesetzt sind, sollten Sie natürlich auf der Stelle Hilfe bekommen. Es muss aufhören und zwar *jetzt sofort*! Sie müssen alle Unterstützung in Anspruch nehmen, die Sie benötigen, um sich vor körperlichen Übergriffen sicher zu fühlen, auch juristischen Beistand. Ihre persönlichen Rechte werden verletzt, und Sie haben gesetzlichen Anspruch auf Schutz. Sie müssen in Sicherheit sein, und was das Abnehmen angeht, müssen Sie sich sicher *fühlen*.

Der Wunsch, sich vor der Welt zu verstecken. Während Angst die einen dick macht, macht sie die anderen grauenhaft dünn. Ich habe einmal ein Interview mit einer ehemaligen Magersüchtigen gelesen, in dem sie sagte, dass sie am liebsten unsichtbar wäre. Wenn sie so hager wie möglich wäre, so war ihr persönliches Empfinden, würden die anderen sie gar nicht bemerken.

Beim Lesen des Interviews kam mir der Gedanke, dass das Zunehmen ebenfalls eine Art war, sich vor der Welt zu verstecken. So wie eine Schildkröte sich in ihren schützenden Panzer zurückzieht, wann immer sie angegriffen wird, kann Leibesfülle wie eine schützende Hülle sein, in der wir uns vor den Bedrohungen des Lebens verbergen.

Dies ist geradezu ein Paradebeispiel dafür, wie wir Menschen vollkommen unterschiedliche Strategien entwickeln, um mit ein und demselben Drang fertigzuwerden – in diesem Fall mit dem Drang, uns vor der Welt zu verstecken. Die einen erreichen das, indem sie sich so weit wie möglich unsichtbar machen; die anderen, indem sie sich in ihren Körper, unter viele dicke Fettpolster zurückziehen.

Dabei kommt es nicht auf das objektive Vorhandensein der Bedrohung an; es kommt darauf an, wie Ihr Körper diese Bedrohung interpretiert.

Den Wunsch, sich zu verstecken, interpretiert der eine Körper als das Bedürfnis, so dünn wie möglich zu sein. Der andere Körper hingegen folgert daraus, er müsse so dick wie möglich werden, mit dem Effekt, dass er »krankhaft fett« wird (ich hasse diesen Ausdruck!). Es ist genau der gleiche Drang, der aber mit entgegengesetzten Strategien bekämpft wird.

Masse = Macht? Als Kinder nehmen wir automatisch an, dass Erwachsene das Sagen haben. In unserem Unterbewusstsein existiert die Assoziation zwischen »Großsein« und »Mächtigsein« noch immer. Viele Menschen stellen irgendwann fest, dass sie sich in der Rolle der Autoritätsperson wohler fühlen, wenn sie dicker sind. Viele assoziieren körperliche Masse mit Wichtigsein. Eine wichtige Person ist ein »gewichtiger« Mensch – die Hauptfigur, das große Tier, der Anführer. Polizisten beispielsweise fühlen sich mit kräftiger Statur häufig sicherer, denn Körpergröße und Gewicht gehen mit der Illusion von Autorität daher.

Selbstbestrafung. Manche Menschen wollen dick sein, um sich zu bestrafen, weil sie zum Beispiel das Gefühl haben, sie verdienten es nicht, Erfolg zu haben oder einen schönen Körper, geliebt zu werden oder von ihren Mitmenschen oder sich selbst respektiert. Wenn wir uns über uns selbst ärgern, wenn wir uns selbst nicht mögen, dann ist Dicksein ein mögliches Mittel, um uns zu bestrafen.

In der *New York Times* las ich einmal einen Artikel über einen 180-Kilo-Mann, der quer durch die Vereinigten Staaten lief, um abzunehmen. Er war nicht immer so dick, im Gegenteil, er war einst ein eher drahtiger, gut trainierter Marinesoldat gewesen. Vierzehn Jahre vor seinem Marsch jedoch, als er fünfundzwanzig war, hatte er bei einem Autounfall den Tod zweier Menschen verursacht.

Die beiden waren an einer unübersichtlichen Kreuzung aus einem Bus gestiegen, und er hatte sie einfach nicht gesehen. Danach plagten ihn über Monate und Jahre heftige Schuldgefühle, und er nahm immer mehr zu. Der extreme, chronische Stress hatte seine FAT-Programme aktiviert – das Fett war seine selbstauferlegte Strafe. Wer weiß, vielleicht war diese Tour quer durch das Land ein Zeichen, dass es nun genug war mit der Selbstbestrafung, dass er seine Schuld »bezahlt« hatte und er nun im besten Sinne des Wortes bereit war weiterzugehen.

Heimliche Rebellion. Legt man in Ihrem familiären Umfeld sehr viel Wert auf Gesundheit und Fitness, ist Gewichtszunahme zuweilen eine Form der persönlichen Rebellion mit einer klaren Botschaft: »Ich beraube euch der Genugtuung, die ich euch verschaffen würde, wenn ich dünn und schlank wäre.«

Rebellion hat immer etwas mit Macht und Kontrolle zu tun. Jeder strebt nach einem gesunden Maß der Kontrolle über sein eigenes Leben. Insofern ist es nicht verwunderlich, dass manch einem das Dicksein als Mittel dient, um sich selbst zu behaupten. Verlangt ein anderer von Ihnen, dass Sie abnehmen, oder zwingt er Sie gar dazu, dann wollen Sie möglicherweise erst recht dick bleiben, weil Sie nicht über sich bestimmen lassen wollen.

In meiner Familie waren Diäten immer ein Thema. Mein Vater war schon als Kind übergewichtig, mein Bruder ebenfalls (während ich als Kind spindeldürr war). Mein Vater wollte nicht, dass mein Bruder das Gleiche durchleiden musste wie er in seiner Jugend, und so tat er alles in seiner Macht stehende, um meinen Bruder beim Abnehmen zu unterstützen. So gut er es meinte, seine Bemühungen führten einzig dazu, dass mein Bruder sich schwach und machtlos vorkam, was seine Ernährung betraf.

Ich weiß noch, wie mein Bruder mir erzählte, dass er sich damals jedes Mal, wenn er etwas gespart hatte, Junkfood kaufen ging, mit dem ganz bewussten Vorsatz, so viele Kalorien wie möglich für sein Geld zu kriegen.

Eltern, Kinder, Ehemänner und Ehefrauen sollten sich dessen bewusst sein, dass beständige Kritik eine Reihe negativer Botschaften aussendet: »Du bist nicht gut genug, so wie du bist.« oder »Ich weiß besser als du, was gut ist für dich.«

Andauernde Nörgelei führt zu Groll und Unmut beim Betroffenen und kann den Wunsch entstehen lassen, jetzt erst recht dick zu bleiben. Es gibt eine Sache, für die ich unendlich dankbar bin: Meine Verlobte hat nie auch nur ein Wort darüber verloren, als ich dicker und dicker wurde. Genau das war mir am Ende eine riesengroße Hilfe, als ich so weit war und beschlossen habe abzunehmen. Man kann niemanden zwingen abzunehmen; jeder nimmt nur dann ab, wenn er selbst es beschließt. Das gilt insbesondere für Kinder.

Geliebte Menschen auf Distanz halten. Wenn wir denken, dass uns jemand nicht um unserer selbst willen liebt, sondern zum Beispiel aufgrund irgendwelcher materiellen Aspekte, dann erscheint es nur logisch, wenn wir uns dieser Besitztümer entledigen, um zu sehen, ob dieser Mensch dann weiter an unserer Seite ist, ganz nach dem Motto »in guten wie in schlechten Tagen«. Wenn wir denken, dass jemand uns nur wegen unseres Aussehens liebt, dann möchten wir am liebsten überprüfen, ob das Gefühl auch unabhängig von unserem Äußeren bestehen bleibt. Vielleicht stoßen wir unseren Partner auch weg, weil wir glauben, dass wir nicht liebenswert sind, oder weil er emotional oder sexuell zu fordernd ist.

Als frischgebackene Mutter haben Sie vielleicht das Gefühl, ein wenig Raum für sich zu brauchen, ohne Ihre Kinder oder Ihren Partner. Nach meiner Erfahrung kommt das gar nicht so selten vor. Natürlich lieben Sie Ihre Familie von ganzem Herzen und geben gern alles, was Sie haben, aber wenn Sie keinen Weg finden, sich immer wieder neu aufzuladen, geht Ihnen irgendwann die Kraft aus. Sie brauchen auch Zeit und Raum für sich selbst. Wenn dieses Bedürfnis nicht erfüllt wird, wird Ihr Körper versuchen, Ihnen diesen Raum zu verschaffen, indem er einen Puffer zwischen Ihnen und Ihrem Umfeld erzeugt. Und dafür kennt er nur eine einzige Methode: Er legt einen Fettpuffer an, um Distanz zwischen Sie und die Außenwelt zu bringen.

Veränderung als »Verrat«. Wenn Sie das Gefühl haben, Sie würden sich in irgendeiner Form von Ihrer Familie entfremden, sobald Sie abnehmen, kann das dazu führen, dass Sie lieber dick bleiben. Wenn Sie in einer Ehe oder Partnerschaft leben und nur Sie allein abnehmen, nicht aber Ihr Partner, kann das zu allen möglichen Spannungen führen. Ihr Partner wird möglicherweise eifersüchtig, da Sie nun sehr viel attraktiver sind, oder er fühlt sich bedroht, da er fürchtet, er sei Ihnen mit seiner Körperfülle nicht mehr gut genug.

Es kann auch sein, dass Sie Ihrem Partner besser gefallen, wenn Sie dick sind, dass er sich gerade wegen Ihres Übergewichtes zu Ihnen hingezogen fühlt, was dann natürlich ein sehr machtvoller negativer Anreiz ist. Oder aber in Ihrer Familie sind alle dick. Dann könnte es sein, dass Sie sich der Familie nicht mehr zugehörig fühlen, wenn Sie nun als Einziger schlank werden und Sie sich als »Verräter« fühlen.

Sie müssen sich dessen bewusst sein, dass sich die Beziehungen zu den Menschen in Ihrem Umfeld ändern werden, während Sie abnehmen. Wenn Sie Angst vor diesen Veränderungen haben, ziehen Sie es möglicherweise vor, dick zu bleiben, einfach deshalb, weil Sie nichts Bestehendes ins Wanken bringen wollen. Solange dies der Fall ist, ob bewusst oder unbewusst, müssen Sie beim Abnehmen gegen diese Ängste ankämpfen und machen es sich dadurch schwer. Aber Sie selbst können diese Ängste auflösen, und ich verrate Ihnen auch gleich, wie.

Trauer. Wenn wir einen geliebten Menschen verlieren, sei es durch Trennung oder Tod, fühlen wir uns häufig macht- und hilflos. Wir wollen nicht loslassen und versuchen verzweifelt, an der Person festzuhalten, was unter Umständen bewirken kann, dass wir an Gewicht zulegen.

Cheryl hatte eine Tochter, Michelle, die mit acht Jahren an einem Hirntumor starb. Für Cheryl war das natürlich eine emotional äußerst belastende und zutiefst tragische Erfahrung. Nach Michelles

Tod nahm Cheryl 63 Pfund zu – das war exakt so viel, wie Michelle zum Zeitpunkt ihres Todes gewogen hatte. Es war Cheryls so verzweifelter wie vergeblicher Versuch, Michelle körperlich weiter bei sich zu haben.

Heute kennt Cheryl den wahren Grund ihrer Gewichtszunahme und setzt sich, anstatt Diäten zu machen (was sie dreißig Jahre lang getan hatte), ganz konkret damit auseinander. Sie hat sogar ein Buch über ihre Erfahrung geschrieben, eine ergreifende Geschichte, die trotz aller Widrigkeiten Mut macht. Vielleicht hilft es auch Ihnen so wie Cheryl, wenn Sie es aufschreiben, wenn eine seelische Last auf Ihnen liegt.

Dicksein und Vermeidung. Ein junger Mann, der mich einmal anrief, glaubte, dass ihn niemand einstellen würde, weil er »krankhaft« dick war. Er hatte die fixe Idee, dass er abnehmen muss, um auf dem Arbeitsmarkt überhaupt vermittelbar zu sein. Aber solange er davon überzeugt war, würde er nicht abnehmen, das war mir klar. Sein Übergewicht diente ihm als Ausrede dafür, dass er keinen Job hatte. Indem er sein Übergewicht als willkommene Ausrede vorschob, ging er Problemen, die sich aus seiner Arbeitslosigkeit ergaben, aus dem Weg.

Auch in zwischenmenschlichen Beziehungen kann Übergewicht zum vorgeschobenen Grund für Vermeidungsstrategien werden. Wenn jemand behauptet, er müsse erst abnehmen, bevor er sich zum Ausgehen verabredet oder sich auf eine feste Beziehung einlässt, benutzt er oft unbewusst sein Gewicht, um von anderen Beziehungsproblematiken abzulenken. Es ist allemal leichter, die eigenen Probleme auf das Dicksein zu schieben, als sich ihnen zu stellen. Doch solange wir uns das Dicksein als Ausrede zurechtlegen, um uns andere unbequeme Wahrheiten in unserem Leben vom Leibe zu halten, werden wir uns innerlich dagegen sperren, schlank zu werden. Warum? – Weil das

Dicksein ein so praktischer Sündenbock ist, der andere und uns selbst immer wieder davon ablenkt, wie es in Wirklichkeit in uns aussieht.

Traumatische Erlebnisse. Jegliche seelischen Erschütterungen, insbesondere schwere Traumata, können das Gefühl auslösen, die Welt sei ein gefährlicher, unsicherer Ort, woraufhin der Körper bisweilen mit emotional bedingtem Übergewicht reagiert. Einer meiner Freunde war einmal in einen ernsten Motorradunfall verwickelt, und nachdem er aus dem Krankenhaus entlassen war, hatte er nur einen Wunsch: sich für das nächste halbe Jahr in seinem Zimmer einzuigeln und zu essen. Ob Scheidung oder Verlust des Arbeitsplatzes – die Ursachen für emotional bedingtes Übergewicht sind vielfältig. Manchmal reicht es aus, das Trauma eines anderen Menschen mitzuerleben, um derart aus dem Gleichgewicht zu geraten.

Auswege aus emotional bedingtem Übergewicht

Wenn Sie den Beginn Ihrer Gewichtszunahme an einem bestimmten Erlebnis, an einer starken seelischen Erschütterung in Ihrer Vergangenheit festmachen können – wenn Sie etwa als Kind missbraucht worden sind, wenn Sie an einem Autounfall beteiligt waren, selbst geschieden sind oder unter der Trennung Ihrer Eltern gelitten haben, wenn Sie den Tod eines geliebten Menschen ertragen mussten oder verlassen worden sind –, dann empfehle ich Ihnen eindringlich, professionelle Hilfe in Anspruch zu nehmen. Es gibt heute viele ausgezeichnete Therapiemethoden. Finden Sie diejenige, die zu Ihnen passt. Es spielt keine Rolle, ob Sie sich für eine konventionelle Therapie entscheiden, für die Core-Energetik, für Seelenrückführung oder für Reinkarnationsanalyse. Die Hauptsache ist, Sie befassen sich eine

Zeitlang mit Ihrer Problematik, um das damit einhergehende Leid zu bewältigen. Das wird Sie persönlich einen großen Schritt weiterbringen, und Sie werden sich mit den emotionalen Ursachen auch langsam von Ihrem Übergewicht selbst lösen.

Ich möchte es noch einmal ganz eindringlich sagen: Es ist unabdingbar, dass Sie Ihre Probleme aufarbeiten. Sie *müssen* das tun, um mit der Gabriel-Methode Erfolg zu haben. Niemand kann sagen, wie lange es dauern wird, bis Ihre Probleme gelöst sind, denn das ist ein ganz individueller Prozess. Vielleicht klärt sich alles just in diesem Moment, in dem Sie diese Zeilen lesen oder wenn Sie meine CD hören. Es kann aber auch sein, dass es Monate intensiver Therapie bedarf. Es lässt sich schlicht nicht vorhersagen, wie lange es dauern wird, aber: wer nicht wagt, der nicht gewinnt. Wagen Sie also den ersten Schritt!

Sie können sich eine ganz simple Frage stellen, um zu einer ersten Erkenntnis zu gelangen: »Würde ich mich sicher fühlen, wenn ich schlank wäre?« Wenn die Antwort darauf Nein lautet, ist das ein erstes Problem. Dann müssen Sie sich damit auseinandersetzen, ob Sie es sich überhaupt vorstellen können, schlank zu sein. Aber auch, wenn Sie noch nicht so weit sind – seien Sie unbesorgt. Ich stehe Ihnen in den folgenden Kapiteln zur Seite. Fragen Sie sich außerdem: Freuen Sie sich oder fühlen Sie sich eher bedroht, wenn jemand Ihnen Komplimente macht, zum Beispiel darüber, wie toll Sie aussehen oder wie viel Sie abgenommen haben? Wenn Sie sich auch nur im Mindesten unwohl dabei fühlen, dann ist auch das ein Hinweis auf emotionale Hindernisse.

Ich werde im Weiteren einige sehr effektive Methoden vorstellen, wie Sie die Ursachen emotional bedingten Übergewichts finden und beheben können. Aber nur Sie selbst können entscheiden, was für Sie persönlich funktioniert und wie weit Sie sich in Ihre innersten Gefilde vorwagen wollen.

Es ist eine Sache, sich mit emotional bedingtem Übergewicht zu befassen, eine ganz andere aber ist es, sich *intensiv* damit zu befassen, denn genau das müssen Sie tun, wenn Sie dünner werden wollen. Sie können die Ursachen nicht ignorieren. Denn sofern Ihr Übergewicht emotional bedingt ist, hilft Ihnen keine Diät, kein Programm zur Gewichtsreduktion und auch keine sonstige Methode. Ignorieren Sie das Problem nicht, sondern gehen Sie es an und erleben Sie, wie das Fett regelrecht von Ihrem Körper schmilzt.

Sie werden genau merken, wann es vorbei ist mit dem emotional bedingten Übergewicht: Sie werden sich sicherer fühlen, ausgeglichener, weniger ängstlich, ruhiger, glücklicher, offener, zuversichtlicher und selbstsicherer. All diese positiven emotionalen Zustände können sich nach und nach einstellen oder urplötzlich, während Sie gerade noch dabei sind, Ihre zugrunde liegenden Probleme zu lösen. Sie werden keine dicke Hülle mehr brauchen, um sich sicher zu fühlen. Ihr Körper wird die FAT-Programme abstellen und Sie beim Abnehmen unterstützen.

Nachdem wir nun viel über psychische und emotionale Stressoren geredet haben, die die FAT-Programme aktivieren, wird es in den folgenden Kapiteln darum gehen, was wir selbst tun können, um sie ein für alle Mal auszuschalten.

5 Der SMART-Modus – das Bewusstseinstraining zur Beseitigung der nicht-körperlichen Ursachen von Übergewicht

Die Stresssignale, die Ihren Körper dazu verleiten, die FAT-Programme zu aktivieren, wurzeln alle in negativen Emotionen wie Angst, Trauer, Sehnsucht, Zorn oder Ärger. Wenn Sie keine Angst haben, haben Sie keinen Stress. Negative Emotionen vermitteln Ihrem Körper, dass es dort draußen irgendeine Art von Bedrohung gibt, dass Sie nicht in Sicherheit sind.

Doch negative Emotionen lassen sich auflösen, indem Sie ihnen auf den Grund gehen. Schließlich ist jeder der Schöpfer seiner Gefühle; sie kommen nicht einfach aus dem Nichts. Überzeugungen schaffen Emotionen. Beispielsweise kann eine banale dysfunktionale Überzeugung wie »Alle hassen mich« einem den ganzen Tag vermiesen und für negative Gefühle sorgen. Hingegen kann eine positive Überzeugung wie »Ich fühle mich sicher« uns ein Leben lang glücklich und zufrieden machen. Ändern Sie Ihre Überzeugungen, und Sie ändern augenblicklich und dauerhaft Ihren emotionalen Zustand.

Betrachten wir ein Beispiel, das sich auch auf die Gewichtreduktion beziehen lässt. Stellen Sie sich vor, Sie hätten auf irgendeiner bewussten oder unbewussten Ebene beschlossen, dass Sie sich sicherer fühlen, wenn Sie dick sind. Nun wissen Sie, dass alle Versuche abzunehmen scheitern werden, egal, wie Sie sich plagen, wenn Sie an dieser Überzeugung festhalten.

Solange Sie diese Überzeugung nicht loslassen, wird sie immer gegenwärtig sein. Wenn es Ihnen aber gelänge, sie einfach ins Gegenteil zu verkehren und überzeugt zu sein, dass Sie sich umso sicherer fühlen, je schlanker Sie sind, dann wären Ihre Figurprobleme gelöst.

Ein einziger Gedanke, eine kleine Veränderung, und das Abnehmen geht wie von selbst.

Nun müssen Sie nicht völlig angstfrei sein, um abzunehmen; es genügt, wenn Sie sich auf die Gedanken konzentrieren, die die Probleme verursachen. Das geht normalerweise ziemlich leicht, und es wird Ihre Situation sehr rasch verändern. Eines aber muss Ihnen klar sein: In Ihrem normalen Wachbewusstsein oder sogenannten Beta-Zustand können Sie keine Umgestaltung Ihrer Denkweise erzielen. Es ist nicht möglich, die Änderung einer »falschen« Denkweise durch eine bewusste Willensanstrengung zu realisieren. Sie müssen sich vielmehr in einen anderen Bewusstseinszustand begeben, in dem Sie die entscheidenden Veränderungen auch tatsächlich vornehmen und fest verankern können.

Diesen speziellen Bewusstseinszustand nenne ich »Super Mental Awareness Re-education Training Mode«, oder kurz SMART-Modus.

Im SMART-Modus werden Sie zu einer absoluten Super-Lernmaschine und fähig, Denkweisen und Überzeugungen schnell und dauerhaft zu ändern. Der SMART-Modus ermöglicht es dem Gehirn, tief entspannte und wohltuende Bewusstseinsstadien zu erlangen, die Experten »Alpha-« und »Theta-Zustand« nennen. Es sind vollkommen normale, natürliche Bewusstseinszustände, die Sie allabendlich beim Einschlafen durchlaufen. Der einzige Unterschied ist der, dass der SMART-Modus eintritt, wenn Sie sich bewusst in diesen Zustand begeben.

Aus diesem Grund habe ich die beiliegende Visualisierungs-CD für die Abendstunden aufgenommen. Die CD führt Sie zunächst in eine tiefe Entspannung, und Sie gelangen in den SMART-Modus. Im Anschluss lassen Sie gezielt extrem positive Suggestionen in Ihr Unterbewusstsein einfließen, die darauf zielen, die nicht-körperlichen Ursachen Ihres Übergewichts zu beseitigen.

Während des nächtlichen Schlafes bindet Ihr Unterbewusstsein diese Suggestionen in Ihr Denken ein, bis sie zu einem selbstverständlichen Teil Ihres alltäglichen Lebens werden. Ein zusätzlicher Vorteil ist, dass die CD einen guten und gesunden Schlaf fördert.

Auf diese Weise verändern Sie Ihren Körper, während der Nachtruhe. Besser geht es gar nicht! Sie schlafen tief und entspannt, während sich alles andere von alleine gibt. Ihr Unterbewusstsein arbeitet und löst Ihre Probleme – für immer. Das ist die effektivste und müheloseste Methode, wie Sie Ihre Gewichtsprobleme ein für alle Mal in den Griff bekommen.

Der SMART-Modus ähnelt dem Bewusstseinszustand in der Meditation. Es ist der Zustand, den Künstler während eines Schaffensrausches erlangen, oder geniale Erfinder, wenn sie einen Geistesblitz haben. Albert Einstein hat den Großteil seiner Zeit im SMART-Modus verbracht.

Sie begeben sich auch in diesen Zustand, wenn sie malen, angeln oder bei einem Sportereignis oder einer fesselnden Vorführung mitfiebern und jedes Mal, wenn Sie entweder hoch konzentriert oder tief entspannt sind. Kinder verbringen einen Großteil ihrer Zeit im SMART-Modus, und eben darum sind sie so leicht beeinflussbar und sensibel und lernen so rasch. Das glauben Sie nicht? Dann fragen Sie sich doch einmal, warum Kinder fähig sind, eine zweite Sprache ohne die Spur eines Akzents zu lernen.

Falls Sie keine Lust haben, die CD zu hören, können Sie dennoch in den SMART-Modus kommen und Veränderungen in Ihrem Sinne herbeiführen. Und so geht's:

Basisübung zur Einstieg in den SMART-Modus

Das »Wirbelsäulenumkreisen« ist eine der effektivsten Methoden, die ich kenne, um in den SMART-Modus zu gelangen. Das Schöne daran ist, dass sie so einfach ist.

- Begeben Sie sich in ein Zimmer, wo Sie rund zehn Minuten lang ungestört sind.
- Setzen Sie sich mit geradem Rücken aufrecht hin und schließen Sie die Augen. Stellen Sie sich einen kleinen Lichtstrahl vor, der um den ersten Rückenwirbel unten an der Wirbelsäule kreist. Zählen Sie dann so lange, bis der kleine Lichtstrahl den Wirbel zehnmal umkreist hat.
- Schieben Sie den kleinen Lichtstrahl nun gedanklich nach oben zum zweiten Rückenwirbel und lassen Sie ihn wieder zehnmal darum kreisen. Zählen Sie dabei von elf bis zwanzig.
- Schieben Sie den kleinen Lichtstrahl nun gedanklich weiter zum dritten Rückenwirbel und lassen Sie ihn ebenfalls zehnmal darum kreisen. Zählen Sie dabei von einundzwanzig bis dreißig.
- Entlang der Wirbelsäule gibt es vierundzwanzig Wirbel. Indem Sie jeden Wirbel gedanklich zehnmal umkreisen und insgesamt von Null bis zweihundertvierzig zählen, wandern Sie die ganze Wirbelsäule hinauf. Zweihundertvierzig Sekunden sind vier Minuten. Diese Übung dürfte also ungefähr vier bis fünf Minuten dauern.

Wo genau jeder einzelne Wirbel liegt, braucht Sie nicht kümmern. Achten Sie lediglich darauf, dass Sie, wenn Sie beispielsweise von 151 bis 160 zählen, gedanklich an der Stelle verweilen, wo Sie den sechzehnten Wirbel vermuten. Ich stelle ihn mir ungefähr in der Mitte der Wirbelsäule vor. Wenn Sie bei 200 angelangt sind, sollte Ihre Aufmerksamkeit auf den unteren Bereich des Nackens gerichtet sein.

Sie werden merken, dass Sie innerlich ruhiger und konzentrierter werden, während Sie gedanklich die Wirbelsäule hinaufwandern.

Mit Musik in den SMART-Modus

Es gibt spezielle Musikaufnahmen, die Sie in einen sehr konzentrierten und schöpferischen Zustand versetzen. Sie müssen nichts weiter tun, als der Musik zu lauschen, und Ihr Geist wird automatisch in den SMART-Modus kommen. Besuchen Sie auch meine Webseite, www.gabrielmethod.com, um eine Liste von geeigneten Musikvorschlägen zu erhalten.

Der Einsatz von »Machtwörtern« im SMART-Modus

Im SMART-Modus kann es sehr wirksam sein, simple Wörter und kleine Sätze vor sich hin zu sagen, um gewohnte Denkweisen und Gefühle vollkommen zu verändern. Diese Wörter und Sätze bezeichne ich als »Machtwörter«, da sie die Macht haben, sehr schnell in Ihr Alltagsdenken Eingang zu finden, wenn Sie sie im SMART-Modus gebrauchen.

Es ist ganz einfach. Wenn Sie im SMART-Modus sind, dann denken Sie sich irgendein Wort oder einen kleinen Satz aus, den Sie gerne in Ihre Denkweise integrieren möchten. Dann stellen Sie sich dieses Wort oder den Satz vor, wie er Ihre Wirbelsäule bis ganz nach oben hinaufwandert. Spüren Sie, wie das Wort oder der Satz währenddessen jede Zelle Ihres Körpers mit seiner Botschaft erfüllt.

Hier einige Beispiele solcher machtvollen Wörter und Sätze, die in meinem Fall sehr gut funktioniert haben:

Um Stress abzubauen:
- Entspann dich!
- Das Leben ist leicht.
- Alles ist im Fluss.
- Alles ist gut.
- Leben heißt arbeiten.
- Alles ist in Ordnung.

Um das Gefühl von Mangel und Einschränkung loszuwerden:
- Es herrscht unendliche Fülle.
- Fülle fließt in mein Leben.
- Ich werde stets geborgen sein.

Gegen emotional bedingtes Übergewicht:
- Sicherheit.
- Ich bin in Sicherheit.
- Schlanksein ist Sichersein.
- Das Leben ist sicher.
- Ich fühle mich sicher.

Gegen psychisch bedingtes Übergewicht:
- Abnehmen ist mühelos.
- Abnehmen ist leicht.
- Mein Körper will schlank sein.

• Überschüssige Pfunde schmelzen dahin.
• Ich bin von Natur aus schlank.
• Ich bin mühelos schlank.

Indem Sie die von Ihnen gewählten machtvollen Wörter und Leitsätze im SMART-Modus vor sich hin sagen, nehmen Sie eine Neuprogrammierung Ihrer Denkweise vor, sodass Sie weniger Stress, weniger Ängste und weniger dysfunktionale Gedanken haben, die Ihren Körper verleiten, die FAT-Programme zu aktivieren.

Schließlich werden mächtige positive Gefühle zu einem selbstverständlichen Teil Ihres alltäglichen Lebens. Ohne bewusst darüber nachdenken zu müssen, werden Sie die Stresssignale, die Ihren Körper sabotiert und ihn veranlasst haben zu glauben, er müsse dick sein, beseitigen. In der Folge wird Ihr Körper die FAT-Programme abschalten, und der Gewichtsverlust tritt dann ganz von selbst ein.

Im nächsten Kapitel stelle ich Ihnen einige hocheffiziente Visualisierungsmethoden vor, die Sie praktizieren können, während Sie sich im SMART-Modus befinden. Durch diese Visualisierungsübungen werden Sie befähigt, die psychischen und emotionalen Ursachen Ihres Übergewichts zu beseitigen und Ihren ganz persönlichen Traumkörper zu erschaffen.

6 Positive Denkmuster entwickeln

Wenn Sie es sich zur Gewohnheit machen können, positiv zu denken, werden Sie fähig sein, neunzig Prozent der Stresssignale auszuschalten, die Ihren Körper verleiten zu denken, dass Ihr Überleben nicht gesichert sei und Sie daher dick sein müssten, um geschützt zu sein.

Unsere Denkmuster haben viel mit Gewohnheit zu tun; je öfter wir in einer bestimmten Weise denken, desto mehr bestärken wir die entsprechenden Denkgewohnheiten.

Möglicherweise haben Sie die Angewohnheit, negativ zu denken, und Sie sind meist wütend und angstvoll, ohne dass es Ihnen bewusst wäre. Die Folge ist, dass Sie den lieben langen Tag – ob Sie zur Arbeit fahren, das Essen zubereiten oder sich anziehen –, in einem fort das folgende Stresssignal an Ihren Körper senden: »Ich bin in Gefahr! Tu etwas! Ich bin in Gefahr! Tu etwas! Ich bin in Gefahr! Tu etwas!«

Ihr Körper weiß nun nicht genau, *was* er tun soll, und in manchen Fällen aktiviert er die FAT-Programme. Ist das bei Ihnen der Fall, dann haben Sie ein Problem.

Man kann sich aber auch angewöhnen, positiv zu denken; je öfter Sie es tun, desto tiefer schleift es sich ein. Indem Sie positive Gedanken pflegen, wirken Sie den Stresssignalen entgegen, die Ihren Körper zur Aktivierung der FAT-Programme verleiten.

Die Macht der positiven Gefühle

Die Macht des positiven Denkens bietet die Kompaktlösung schlechthin, um beinahe alle Formen psychischen und emotionalen

Übergewichts in den Griff zu bekommen und Ihren Körper davon abzubringen, dick sein zu wollen. Überlegen Sie Folgendes:

- Wenn Ihnen positive Gedanken zur Gewohnheit werden, bis Sie vollkommen von Ihnen bestimmt sind, machen Ihnen die Belastungen des Alltags weniger zu schaffen. Die Folge: Sie senden weniger *psychische Hungersignale* an Ihren Körper.
- Sie nähren und stärken sich mit positiven Gefühlen und haben mehr Freude im Leben. Die Folge: Sie senden weniger *emotionale Hungersignale* an Ihren Körper.
- Sie fühlen sich der Welt stärker verbunden, und Ihr Leben wird sinnerfüllter. Die Folge: Sie senden weniger *seelische Hungersignale* an Ihren Körper.
- Sie fühlen sich sicherer, haben weniger Angst, und das Leben scheint Ihnen nicht mehr bedrohlich. Sie öffnen sich der Welt und fühlen sich selbstbewusster. Sie werden seltener übellaunig sein und weniger dazu neigen, Ihre Körperfülle als Schutzschild oder gar als Waffe zu verwenden. Die Folge: Sie leiden nicht länger an emotional bedingtem Übergewicht.
- Sie werden negativen Gedanken und Überzeugungen, die Sie bremsen, weniger Macht einräumen. Die Folge: Sie leiden nicht länger an psychisch bedingtem Übergewicht.

Wie Ihr Leben leichter wird

Verströmen Sie Liebe

Die Liebe ist das höchste aller positiven Gefühle. Sie vermag es, Ihre Energien zu beflügeln und macht Ihr Leben ausgeglichener, leichter, zufriedener, sinnerfüllter und rundum schöner.

Übung

Setzen Sie sich allein an einen ruhigen Ort und widmen Sie sich folgendem Gedankenbild: Stellen Sie sich vor, wie die Sonne Sie küsst und das sanfte Sonnenlicht Ihr Herz erwärmt.[7] Fühlen Sie, wie das Sonnenlicht Ihr Herz mit Liebe erfüllt, und stellen Sie sich dann vor, wie es in alle Richtungen ausstrahlt. Fühlen Sie, wie dieses Licht jede Zelle Ihres Körpers erhellt, sie nährt und mit Liebe erfüllt. Nach einigen Minuten stellen Sie sich vor, dass das Licht wie ein heller Strahl aus Ihrer Brustmitte strömt und alles, was es berührt, glänzen lässt und mit Energie versorgt.

Füllen Sie den Raum, in dem Sie sich befinden, sowie die Bäume, Pflanzen und Blumen draußen mit dem Licht dieser Liebe. Lassen Sie das Licht weiter in alle Richtungen strömen, bis es die ganze Erde umschließt, das Sonnensystem, die Galaxie, das Universum und alles darüber hinaus.

Denken Sie in Ihrem Alltag an die Liebe, und stellen Sie sich vor, wie der Strahl der Liebe aus Ihrem Herzen strömt. Mir ist aufgefallen, dass meine Situation sich augenblicklich besser und leichter anfühlte von dem Moment an, da ich begonnen habe, die Schwingungen der Liebe nach außen zu tragen. Es funktioniert in stressreichen und belastenden Situationen ebenso wie im Umgang mit schwierigen oder negativ eingestellten Menschen.

Schenken Sie Vergebung

Einer der höchsten Zustände des Daseins überhaupt ist der der universalen Vergebung. Das Leben ist für jeden von uns eine Herausforderung. Wir alle versuchen, unsere Bedürfnisse auf die eine oder andere Weise zu befriedigen, wir tun, was wir können, nach bestem Wissen und Gewissen. Jeder von uns hat eigensüchtige Seiten, und jeder von uns hat edelmütige Seiten. Es kommt vor, dass ein Mensch die Bedürfnisse, Wünsche oder Rechte eines anderen verletzt, wenn er seine Bedürfnisse nach eigenem Verständnis bestmöglich zu befriedigen sucht. Das bleibt nicht aus. Mal werden wir schmerzlich verletzt, und mal sind wir es, die andere verletzen. Manche Verletzungen sind durch keine Entschuldigung aus der Welt zu schaffen; allerdings hat niemand etwas davon, am allerwenigsten wir selbst, wenn wir die Schuld immer nur bei den anderen sehen, es selbst aber nicht schaffen, ihnen zu vergeben.

Vergebung ist ein Akt des Loslassens, ein Akt der Erlösung und der Befreiung. Wir lassen den Schmerz los, die Verletztheit und das uns widerfahrene Unrecht. Wenn wir es schaffen, uns von all diesem emotionalen Ballast zu lösen, dann werden wir uns auch von unserem körperlichen Ballast, sprich den überschüssigen Pfunden, lösen können.

Sich selbst zu verurteilen ist genauso ungut, wie andere zu verurteilen. Unsere Gedanken haben eine enorme Macht, dadurch bekommen Dinge, denen wir viel Aufmerksamkeit widmen, enormes Gewicht. Wenn wir uns nun ständig selbst verurteilen, führt dies lediglich dazu, dass unsere Schwächen für uns ein enormes Gewicht bekommen.

Vergebung hingegen ist ein edelmütiger Akt. Es verleiht dem Vergebenden ein positives Gefühl und stärkt seinen Selbstwert. Wenn man in der Lage ist, sich zu vergeben, kann einen das befähigen, sich den Körper, den man sich wünscht, zum Geschenk zu machen.

Übung

Setzen Sie sich allein an einen ruhigen Ort und sagen Sie das Wort VERGEBUNG. Sprechen Sie es langsam und mehrere Male hintereinander aus. Stellen Sie sich vor, wie jede Zelle Ihres Körpers das Wort im Chor spricht. Nach einer Weile werden Ihnen Menschen einfallen, denen Sie nun vergeben können. Sagen Sie diesen Menschen gedanklich, dass Sie ihnen vergeben. Stellen Sie sich vor, wie jede Zelle Ihres Körpers ihnen vergibt – und vergessen Sie vor allem nicht, sich selbst zu vergeben.

Üben Sie Wertschätzung

Es ist unmöglich, negative Gedanken zu hegen und gleichzeitig das Leben zu bejahen. Eine von Wertschätzung und Dankbarkeit geprägte Einstellung zum Leben löst negative Gedanken auf. Wo Lebensbejahung ist, kann es niemals Traurigkeit, Ärger, Missgunst oder sonst eines jener verhängnisvollen Gefühle geben, die die FAT-Programme aktivieren.

Es gibt eine Möglichkeit, in jeder Lage ein lebensbejahendes Gefühl zu entwickeln. Sogar wenn Sie im Stau stehen, um eine geradezu symbolhafte Situation unserer modernen Gesellschaft anzuführen. Vielleicht verspäten Sie sich dadurch zehn Minuten, aber Sie können dankbar sein, dass es nicht eine Stunde ist. Sie können dankbar sein, dass Sie nicht beteiligt sind an dem Unfall, der den Stau ausgelöst hat, oder dass Ihr Auto nicht auf der Autobahn liegen geblieben ist.

Wenn man einmal anfängt darüber nachzudenken, gibt es eine endlose Reihe von Dingen, für die wir allesamt dankbar sein können und die unsere Wertschätzung verdienen. Es ist an Ihnen, jeden Augenblick Ihres Lebens mit einer Portion Dankbarkeit und Wertschätzung zu verschönern und sich diese Gefühle zur Gewohnheit zu machen.

Immer, wenn ich in meinem Leben in einer schwierigen Situation war, hat sie sich auf wundersame Weise gewandelt, wenn ich ihr mit dem folgenden kleinen Satz begegnet bin: »Ich bin dankbar für die Gunst dieses Augenblicks.« Ich habe es mir zur Gewohnheit gemacht, diesen Satz zu denken; er hat mein Leben unendlich leichter und sehr viel stressfreier gemacht.

Übung

Setzen Sie sich allein an einen ruhigen Ort und sagen Sie das Wort WERTSCHÄTZUNG. Sprechen Sie es mehrmals hintereinander aus. Fühlen Sie, wie jede Zelle Ihres Körpers einstimmt. Nach einer Weile werden Ihnen Dinge und Menschen einfallen, die Sie wertschätzen. Fühlen Sie diese große Wertschätzung für die Dinge und Menschen in Ihrem Leben.

Vielleicht denken Sie dabei an Ihren Körper. Sagen Sie dann: »Ich mag meinen Körper.« Vielleicht denken Sie an bestimmte Aspekte in Ihrer Beziehung, Ihrer Karriere oder in Ihrem Leben generell. Begegnen Sie auch diesen Dingen mit Wertschätzung.

Sie können diese Übung auch mit dem Wort DANKBARKEIT beginnen und sagen: »Ich bin dankbar.«

Nehmen Sie das Negative an

Wenn Sie Ihre Schattenseiten sowie die dunklen, negativen Gedanken und Gefühle loswerden wollen, so schreibt Ken Wilber in seinem Buch *Wege zum Selbst,* dann funktioniert das am besten, wenn Sie sie akzeptieren und in Ihre Persönlichkeit integrieren. All diese dunklen und unangenehmen Seiten, so Wilber, hätten wir vom eigenen Selbstbild abgekoppelt. Sie sind wie ungezogene Kinder, die absichtlich Probleme machen, um Aufmerksamkeit zu bekommen, und sei es negative.

Negative Gefühle passen nicht zu unserer Vorstellung von einem netten Zeitgenossen, und so beurteilen wir uns als einen schlechten Menschen, weil wir diese schlechten Gedanken haben. Doch je mehr wir uns gegen diese negativen Gedanken sträuben, desto zahlreicher tauchen sie auf. Das liegt daran, dass wir ihnen negative Aufmerksamkeit schenken. Wenn wir ein Kind mit negativer Aufmerksamkeit bedenken, wann immer es etwas ausgefressen hat, wird es sich weiterhin ungezogen benehmen, weil negative Aufmerksamkeit besser ist als gar keine. Das Gleiche gilt für unsere Gedanken.

Übung

Wenn Sie einen negativen Gedanken haben, hängen Sie ihm nicht nach. Sagen Sie einfach: »Ich nehme dich wahr und akzeptiere dich«, und Sie werden spüren, wie der Gedanke sich augenblicklich auflöst. Konzentrieren Sie sich auf die Erleichterung und Entspannung, die Ihr Körper fühlt, während die Anspannung aus jeder einzelnen Zelle weicht.

Doch Wilber zufolge müssen wir diese negativen Gedanken und Gefühle als Teil unseres Selbst anerkennen und sie annehmen, anstatt sie von uns abzukoppeln. Indem wir das tun, befrieden wir sie und sie hören auf, sich wie kleine ungezogene Kinder zu verhalten.

Akzeptieren Sie Ihren Körper so, wie er ist

Es ist wichtig, einen Punkt zu erreichen, an dem Sie sich mit Ihrem Körper, so, wie er ist, wohlfühlen. Mir hat es zu Beginn enorm geholfen, mich mental an einen Ort zu begeben, von dem ich mir vorstellen konnte, dort für den Rest meines Lebens genau so zu leben, wie ich war (und ich wog damals noch über 180 Kilo!). Allerdings wollte ich kein Gramm mehr zunehmen. Sobald es mir gelang, gedanklich an diesem Ort anzukommen, begannen meine Pfunde zu schwinden.

So widersprüchlich dies klingen mag, versuchen Sie trotz aller überflüssigen Kilos, sich in ihrer Haut wohlzufühlen, anstatt unzufrieden und frustriert zu sein.

Sie werden auch in diesem Zusammenhang erleben, wie negative Empfindungen verschwinden, sobald Sie sie akzeptieren. Es ist bemerkenswert, wie wirksam diese Methode ist.

Wenn Sie hadern mit sich und Ihrem Körper, wenn Sie Ihre Fettpolster am liebsten so schnell wie möglich loswerden wollen, weil sie auf eine Hochzeit eingeladen sind, die Badesaison vor der Tür steht, oder weil Sie sich so, wie Sie sind, nicht ausstehen können, dann hungern Sie im Grunde nach Selbstachtung und Selbstakzeptanz. In Hinblick auf diese Aspekte haben Sie sich also im Prinzip bereits »auf Diät gesetzt«, und Diäten funktionieren ja bekanntlich fast nie.

Weg mit der Waage!

Stellen Sie sich während der ersten sechs Monate Ihrer Verwandlung auf keine Waage!

Das ist wichtig, wenn Sie Ihren Vorsatz, sich genau so anzunehmen, wie Sie sind, Realität werden lassen wollen. Meiner Erfahrung nach schmelzen die Pfunde rasch, schubweise und wie von selbst. Das bedeutet aber auch, dass es Phasen gibt, in denen der Gewichtsverlust zum Stillstand kommt, Ihr Gewicht sich vorübergehend nicht ändert und der Körper sich vehement wehrt, weiter abzunehmen. Wenn Sie sich in solchen Phasen täglich wiegen, kann das sehr entmutigend sein. Derartige Diätplateaus sind aber wichtige Konsolidierungsphasen. Auch wenn es nach außen nicht sichtbar sein mag, spielen sich im Inneren des Körpers viele biochemische Prozesse ab, die den Stoffwechsel auf den nächsten großen Durchbruch vorbereiten.

Wenn Sie sich jeden Tag wiegen, konzentrieren Sie sich viel zu sehr darauf, wie viel oder wie schnell Sie abnehmen. Machen Sie es anders und richten Sie Ihr Augenmerk lieber darauf, wie effektiv und dauerhaft Sie Ihren Körper verändern.

Visualisieren Sie sich ans Ziel Ihrer Wünsche

Ich nutze die Kraft der Gedanken für alle Bereiche meines Lebens. Die folgenden beiden Visualisierungsübungen schätze ich sehr, da sie eine so umfassende Wirkung haben.

In der ersten geht es um Reichtum in materiellem wie übertragenem Sinne. Wie wir wissen, können finanzielle Sorgen die FAT-Programme aktivieren. Insofern schlagen Sie zwei Fliegen mit einer Klappe, wenn Sie wohlhabender werden: Sie lösen Ihre finanziellen Probleme und ermöglichen Ihrem Körper so, die FAT-Programme wieder herunterzufahren und abzunehmen. Aber auch, wenn Sie auf einer anderen Ebene größeren Reichtum anstreben, treffen Sie mit einer Variante der ersten Visualisierungsübung garantiert ins Schwarze:

Übung

Stellen Sie sich vor, Sie treiben in einem unendlichen Ozean, der sich, so weit das Auge reicht, in alle Richtungen erstreckt. Sie befinden sich dennoch in einem wunderbaren Ruhezustand und atmen vollkommen ruhig. Nun stellen Sie sich vor, dass dieser Ozean ein Meer der Fülle ist und jeder einzelne Wassertropfen mehr Geld entspricht, als Bill Gates je in seinem ganzen Leben verdienen kann – ein einzelner Tropfen! Sie sind vollkommen umschlossen von diesem Meer, und es wogt, so weit Ihre Vorstellung reicht. Stellen Sie sich nun vor, wie die Poren Ihrer Haut sich öffnen und das Wasser in Ihren Körper und somit in Ihr Leben strömt. Stellen Sie sich vor, wie das Wasser Sie durchströmt und all den Reichtum schafft, den Sie sich wünschen – Häuser, Autos, Villen oder einfach nur ein allgemeines Gefühl der Sicherheit. Sagen Sie sich immer wieder, dass Sie Teil dieses Ozeans sind, und dass Sie, wann immer Sie etwas brauchen, nichts weiter tun müssen, als Ihre Poren zu öffnen und das Wasser in sich einströmen zu lassen.

Was mir an diesem Bild besonders gut gefällt, ist, dass es auf so vielerlei Ebenen funktioniert. Wenn Sie diese Übung im SMART-Modus machen, zapfen Sie eine unerschöpfliche innere Kraftquelle an, durch die Sie Reichtum und Sicherheit anziehen. Auf diese Weise vermitteln Sie Ihrem Körper, dass er keinerlei Reserven anzulegen braucht, da kein Mangel herrscht, und er kann sich daranmachen, seine überflüssigen Pfunde abzubauen. Sie deinstallieren das alte Programm in Ihrem Unterbewusstsein, wonach Reichtum in jedweder Hinsicht mit einem ewigen Kampf verbunden war, und installieren nun ein vollkommen neues, positives Programm. So schaffen Sie die Voraussetzung dafür, dass Ihnen Reichtum zufließen kann und Sie ein Leben in Fülle (statt in Leibesfülle) leben können. Sie können sich wahrscheinlich nicht vorstellen, wie überaus effektiv diese Visualisierungsübung ist; sie macht Sie entspannter, fördert das Abnehmen und kann Ihr Leben ungemein bereichern. Ich nutze sie für alle Daseinsbereiche, in denen ich einen Mangel empfinde. Wenn ich mir beispielsweise mehr Liebe wünsche, stelle ich mir einfach vor, der imaginäre Ozean wäre ein Meer der Liebe, und dann öffne ich meine Poren und spüre, wie diese Liebe in mich strömt und meinen Körper durchdringt. Diese Variante der Übung mache ich regelmäßig, und ich bin immer wieder erstaunt, wie viel liebevoller und herzlicher mir die Menschen danach begegnen.

Bei der zweiten Visualisierungsübung, die ich Ihnen an dieser Stelle vorstellen möchte, machen Sie sich ein genaues Bild von dem Körper und dem Leben Ihrer Träume. Sie lernen, darauf zu vertrauen, dass Sie Ihr Ziel erreichen werden.

Übung

Stellen Sie sich vor, Sie befinden sich auf einem Floß, das stromabwärts treibt. Unmittelbar vor sich sehen Sie sich selbst in vollkommener Form, das Bild Ihrer Träume: einen perfekten Körper, der das perfekte Leben lebt, ganz so, wie Sie es gerne leben würden. Entspannen Sie sich und lassen Sie sich treiben, während der Fluss Sie immer näher zu Ihrem Ideal heranträgt. Wenn Sie an Ihrem Ziel ankommen, steigen Sie vom Floß und halten Einzug in diesen Körper, in dieses Leben. Nun leben Sie genau so, wie Sie es sich immer gewünscht haben, so, wie Ihr Herz es stets begehrt hat, in Ihrem idealen Körper. Es gelingt Ihnen, ans Ziel Ihrer Wünsche zu kommen, indem Sie einfach entspannen und sich treiben lassen.

Finden Sie Ihre Bestimmung

Vielen Menschen mangelt es in ihrem Leben in einem solchen Maß an Lust und Leidenschaft, dass sie nicht einmal mehr wissen, was es heißt, dem eigenen Herzen zu folgen. Ich weiß, wovon ich spreche, denn mir ging es einmal ganz genauso. Ich war derart ausgelaugt, dass ich nur noch schlafen wollte, von Gefühlen wie Begeisterung oder Leidenschaft ganz zu schweigen.

Der Stimme des Herzens zu folgen – was bedeutet das für Sie? Was erregt Ihre Leidenschaft? Wofür leben Sie? Falls Sie es vergessen haben, gibt es eine wunderbare Methode, sich wieder daran zu erinnern:

Übung

Stellen Sie sich vor, Sie erwachen im wunderschönen Schlafgemach eines Schlosses. Stellen Sie sich ein großes Zimmer vor, mit einem Himmelbett, einem Balkon mit Meerblick und weißen Vorhängen an den Fenstern, die sanft in der warmen Brise wehen.

An diesem einen Tag sind Sie weder Elternteil noch Ehepartner. Sie sind unsagbar reich und müssen nicht mehr arbeiten. Alle Ihre Lieben sind gut versorgt. Alle Aufgaben sind erledigt, es stehen keine Termine an, und Sie haben keinerlei Pflichten. Sie strotzen vor Energie, und Sie sind körperlich in Topform. Alles ist perfekt.

Ein Diener betritt den Raum, bringt Ihnen Ihr Frühstück und erkundigt sich, was Sie heute gerne tun wollen. Erspüren Sie die Antwort auf diese Frage. Was würden Sie an diesem Tag *wirklich gerne* tun? Die Antwort darauf bringt Sie zu Ihrer Bestimmung. Was rät Ihnen die Stimme Ihres Herzens? Geben Sie sich ganz dieser Vorstellung hin und malen Sie sich diesen perfekten Tag aus, an dem Sie jede einzelne Minute in vollen Zügen genießen.

Versuchen Sie nun im realen, alltäglichen Leben einige Aspekte Ihrer Vision einzuflechten, auch wenn es nur eine symbolische Geste ist. Sagen Sie sich immer wieder, dass Sie stets Ihrem Herzen folgen werden.

7 Werden Sie zum Schöpfer Ihres Traumkörpers!

Jeder, der versucht abzunehmen, steht irgendwann vor einem ganz grundlegenden Problem: Wir wissen nicht, wie wir mit unserem Bewusstsein kommunizieren können. Das Bewusstsein (das, was wir gemeinhin als unseren bewussten Geist betrachten) weiß sich einfach nicht mit dem Unbewusstsein zu verständigen. Das Unbewusste ist der Bereich des menschlichen Geistes, der dem Bewusstsein nicht direkt zugänglich ist und der die Vorgänge in unserem »primitiven Gehirn« steuert.

Die primäre Aufgabe des »primitiven Gehirns« ist es, uns am Leben zu erhalten, unsere Sicherheit und Gesundheit zu gewährleisten, und uns, wenn wir entsprechend lange leben, zur Fortpflanzung anzuregen. Es steuert zudem Hunger und Körpergewicht. Das »primitive Gehirn« hat große Macht über uns und spielt eine äußerst wichtige Rolle, aber es gibt in diesem Zusammenhang ein Problem: Die Stressoren der modernen Welt sind diesem Teil des Gehirns unbekannt.

Das »primitive Gehirn« begreift das Leben nach simplen dualen Prinzipien, die das körperliche Überleben sichern: sicher/unsicher, flüchten/kämpfen, schlafen/wachen, mehr essen/weniger essen, dicker werden/dünner werden und so fort. Im Unterschied dazu entwickelt unser gedankliches Bewusstsein Konzepte und Vorstellungen wie: »Ich würde gerne 10 Kilo abnehmen, damit ich wieder in mein Lieblingskleid passe und auf der Hochzeit meiner besten Freundin im kommenden Frühjahr blendend aussehe.«

Dem »primitiven Gehirn« nun erklären zu wollen, dass man abnehmen möchte, um auf einer Hochzeit blendend auszusehen, ist ein bisschen so, wie einem dreijährigen Kind erklären zu wollen, dass es gerade günstig sei, Aktien zu kaufen, da die Zinssätze fallen. Das sind Denkmodelle, die einem kleinen Kind völlig unbegreiflich sind.

Entsprechend weiß das »primitive Gehirn« nicht, was eine Hochzeit ist, was ein Kleid ist, was gut aussehen bedeutet, was eine beste Freundin ist und auch nicht, was nächstes Frühjahr ist. Es begreift die Lage als *sicher* oder *unsicher* und kann die unzähligen biochemischen Vorgänge beurteilen, die in diese Rechnung eingehen.

Deshalb besteht die eigentliche Herausforderung (auch wenn sich die meisten von uns nicht einmal bewusst sind, dass wir in diesem Zusammenhang vor einer Herausforderung stehen) für uns alle schlicht darin zu lernen, wie wir mit den unterschiedlichen Teilen unseres Gehirns kommunizieren können. Es ist so, als wären wir Besitzer eines wunderschönen Anwesens, dessen Verwalter nur Altgriechisch spricht, für das aber keine Übersetzer zur Verfügung stehen.

Missverständnisse sind also vorprogrammiert, weshalb wir oft das Gefühl haben, mit dem eigenen Körper auf Kriegsfuß zu stehen. Auf der bewussten Ebene wünschen wir uns nichts sehnlicher als schlank zu sein, unser »primitives Gehirn« jedoch hält alle Karten in der Hand. Wenn es nicht schlank sein will, weil es nicht begreift, dass sie genau das mit aller Macht wollen, oder weil es den irrigen Eindruck hat, Sie müssten dick sein, damit Ihr Überleben gesichert ist, dann haben Sie schlicht und einfach Pech.

Doch was wäre, wenn Sie lernen könnten, mit Ihrem »primitiven Gehirn« zu sprechen? Was wäre, wenn Sie einen Weg finden könnten, mit ihm zu kommunizieren, um ihm zu erklären, dass Sie weder dick sein wollen, noch dick sein müssen, sondern dass Sie eigentlich *dünn* sein wollen? Wenn Sie Ihrem »primitiven Gehirn« genau das begreiflich machen können, wird es die FAT-Programme prompt abschalten. Es hat nämlich nicht nur die absolute Kontrolle über Ihren Körper, sondern ist auch Ihr bereitwilliger Diener. Sie müssen nur lernen, in einer Sprache mit ihm zu sprechen, die es auch verstehen kann, und alle Probleme sind gelöst.

Dazu gibt es glücklicherweise einen Weg.

Die universelle Sprache der Bilder

Auf die gleiche Weise, wie Sie Bilder benutzen können, um sich mit jemandem zu verständigen, der eine andere Sprache spricht als Sie, können Sie durch die Technik der Visualisierung Bilder nutzen, um mit Ihrem Gehirn zu kommunizieren. Stellen Sie sich vor, Sie sind in einem fremden Land, Sie beherrschen die Sprache nicht und Sie haben irgendein ganz einfaches, grundlegendes Bedürfnis – sagen wir, Sie müssen zur Toilette gehen. Sie versuchen, jemanden zu fragen, wohin Sie sich wenden sollen, aber der versteht Sie nicht. Nun fangen Sie an, sich mit Händen und Füßen verständlich zu machen, bis Sie glauben, er müsste es jetzt kapiert haben, aber er starrt Sie nur an, als hielte er Sie für einen kompletten Spinner. Was machen Sie jetzt? Klar, Sie nehmen ein Blatt Papier und einen Stift zur Hand und malen ein Bild – eine Toilette.

Und just in dem Moment, da Sie Ihre Zeichnung einem freundlichen Einheimischen zeigen, ist die Sache klar. Egal, welche Sprache Ihr Gegenüber spricht: Sobald er das Bild sieht, weiß er sofort, was Sache ist, und weist Ihnen den Weg. Symbole und Bilder sind die Universalsprache, die jeder versteht.

Auf genau die gleiche Weise können Sie mit Ihrem Körper kommunizieren. Wenn Sie ein schlankes Selbstbild visualisieren, versteht Ihr Gehirn dieses Bild, arbeitet daran und stellt Ihren Organismus um – von dick auf schlank –, Problem gelöst!

Deshalb funktioniert die Methode der Visualisierung so gut. Wenn Sie Ihren Idealkörper visualisieren, speisen Sie dieses Bild als neues Programm in Ihr Bewusstsein ein, und es wird alles so geschehen, wie Sie es sich vorstellen! Sie sagen Ihrem Unterbewusstsein und Ihrem »primitiven Gehirn« auf diese Weise:

- Ich will schlank sein.
- Es ist gut und wichtig für mich, schlank zu sein.
- Ihr versteht meine Botschaft falsch.
- Bitte schaltet die FAT-Programme ab.

Der SMART-Modus – der Schlüssel zu Ihrem Unterbewusstsein

Visualisieren Sie Ihr gewünschtes Idealbild, während Sie im SMART-Modus sind (siehe Kapitel 5). Das ist der Schlüssel zum erfolgreichen und effektiven Abnehmen.

Im SMART-Modus beruhigt sich das laute Durcheinander unserer inneren Stimmen. Die Fähigkeit, ein gedankliches Bild entstehen zu lassen und uns darauf zu konzentrieren, ist nun sehr viel ausgeprägter, und die Botschaft, die wir an unser Unterbewusstsein senden, sehr viel klarer. Es ist, als würden wir im ruhigen Wasser eines Sees unser Spiegelbild betrachten. Wenn der See keine Wellen hat, ist das eigene Bild so klar, als würde man sich im Spiegel sehen. Bei unruhiger Wasseroberfläche jedoch wird das Bild völlig verzerrt. Genauso ist es mit dem Unterbewusstsein; wenn es zur Ruhe kommt, gleicht es einem still daliegenden See. In diesem ruhigen Zustand kann es das Bild, das Sie kreieren, erkennen und versteht, dass es genau das ist, was Sie sich wünschen.

Rasen die Gedanken hingegen, schlagen sie Wellen und verzerren das Bild. Visualisieren Sie Ihr gewünschtes Idealbild deshalb im SMART-Modus. Der SMART-Modus ist das fehlende Glied, das Bewusstsein und Unbewusstsein verbindet und die Macht hat, Ihren Körper so zu verändern, dass er schlank sein *will.*

Deepak Chopra hat eine weitere Erklärung, warum das Visualisieren im SMART-Modus so effektiv ist. In seinem Meisterwerk *Die sieben geistigen Gesetze des Erfolgs* spricht er unter anderem vom *Gesetz des reinen Potenzials* und dem *Gesetz von Absicht und Wunsch.* Nach Dr. Chopra können wir alles, was wir uns wünschen, vor unserem Geist sichtbar machen, indem wir unsere Absichten und Wünsche in das »Quantenfeld des reinen Potenzials« erheben.

Danach ist das visuelle Bild, das Sie von Ihrer Traumfigur erschaffen, die Absicht, und wenn Sie sich im SMART-Modus befinden, betreten Sie das, was Dr. Chopra das »Feld des reinen Potenzials« nennt. Nach seiner Theorie machen Sie Ihren Traumkörper sichtbar und *erschaffen* ihn, indem Sie ihn im SMART-Modus visualisieren.

Ich selbst bin der lebende Beweis dafür. Der Körper, den ich heute habe, ist exakt der Körper, den ich während des Abnehmens visualisiert habe. Ich glaube kaum, dass das ein Zufall ist. Und nicht nur meine Pfunde purzelten, ich sehe heute auch *exakt* so aus, wie ich es mir ausgemalt habe. Als ich noch 187 Kilo schwer war, hätte mich wohl jeder für dieses Wunschbild ausgelacht und mir gesagt, dass ich wohl träume – was ich natürlich in gewisser Hinsicht tat: Ich visualisierte meinen Idealkörper im machtvollen Zustand zwischen Wach- und Traumbewusstsein, den wir durch den SMART-Modus betreten können.

So verrückt dieses Bild für andere gewesen sein mag, ich klammerte mich daran; ich *glaubte fest* daran. Heute ist dieser Traum Wirklichkeit – so wie auch Ihr Traum Wirklichkeit werden kann.

Es gibt noch einen weiteren Vorteil der Visualisierung: Je öfter Sie die Methode praktizieren, desto intensiver fangen Sie an zu glauben, dass das Bild Ihres visualisierten Wunschkörpers Realität werden wird. In Kapitel 3 habe ich Ihnen im Zusammenhang mit emotional bedingtem Übergewicht die enorme Kraft der inneren Überzeugungen erläutert. Wir wissen, dass unsere Überzeugungen die Macht haben, uns zu töten oder uns zu heilen, und wir wissen, dass sie unser bewusstes Erleben in nahezu allen Aspekten lenken. Wenn Sie anfangen zu glauben, dass Sie irgendwann ein bestimmtes Aussehen haben werden, bedienen Sie sich der Macht der Gedanken. Auf diese Weise können Sie das, was Sie denken, realisieren. Selbst wenn Sie anfangs nicht daran glauben, der Glaube daran wird kommen, genauso wie die Kraft, die Sie brauchen, um Ihr Ziel zu erreichen.

Das Schöne an dieser Übung ist, dass Sie Ihr Wunschbild binnen weniger Sekunden erschaffen können, sobald Sie im SMART-Modus sind.

Nutzen Sie die im Folgenden vorgestellten Visualisierungsmethoden, um das Bild Ihres Traumkörpers allen Zweiflern zum Trotz bald Wirklichkeit werden zu lassen.

Machen Sie sich das Visualisieren zur Gewohnheit

Es ist wichtig, dass Sie die Technik des Visualisierens regelmäßig praktizieren. Sobald es Ihnen zur festen Gewohnheit geworden ist, sind Sie auf dem besten Wege, Ihren Körper von innen heraus umzugestalten.

Mit der Zeit wird Ihnen das Visualisieren immer leichter fallen. Was Sie am ersten Tag noch etliche Minuten gekostet hat, gelingt

Ihnen einen Monat später binnen Sekunden. Und haben Sie diese Stufe erst erreicht, dann beherrschen Sie das meiner Ansicht nach nützlichste Aktivierungswerkzeug für ein erfolgreiches Abnehmen – ein mentales Schema, das Ihren Körper automatisch und mühelos auf »schlank« programmiert.

Grundübung zur Visualisierung Ihrer Traumfigur

Folgende Visualisierungsübung können Sie jederzeit durchführen, wozu ich Sie ausdrücklich ermutige. Am effektivsten jedoch ist sie, wenn Sie sich im SMART-Modus befinden, kurz vor dem Einschlafen oder gleich nach dem Aufwachen.

Visualisieren Sie sich selbst ganz genau so, wie Sie gerne aussehen möchten. Mehr brauchen Sie nicht zu tun. Wenn Sie die Kraft dieses Bildes noch steigern wollen, stellen Sie sich vor, Sie seien an einem malerisch schönen Ort.

Ich selbst habe mich beispielsweise immer gesehen, wie ich hoch oben auf einem Berg stehe oder einen Strand entlanglaufe. Stellen Sie sich Ihren Idealkörper vor und betrachten Sie ihn dann an einem idealen Ort bis ins kleinste Detail. Spüren Sie die Sonne, hören Sie den Wind, schmecken und riechen Sie die salzige Meeresluft. Malen Sie sich den Ort so farbenreich wie möglich aus – die Blau- und Türkistöne des Wassers, das tiefe Blau und strahlende Weiß des Himmels, das saftige Grün der Felder oder die weißen, schneebedeckten Gipfel der Berge ... stellen Sie sich die Umgebung vor, die Sie persönlich beflügelt.

Tauchen Sie mit all Ihren Sinnen in das Bild ein. Wie würde sich Ihr Körper anfühlen, wenn Sie diese perfekte Traumfigur hätten? Betrachten Sie Ihre Haut, die einen gesunden, strahlenden Teint hat.

Stellen Sie sich vor, wie Sie Sonnencreme auftragen, und spüren Sie die kühle Creme auf Ihrer warmen, gebräunten und straffen Haut. Sehen Sie und spüren Sie das ausgewogene Spiel Ihrer wohldefinierten Muskeln, während Sie sich von Kopf bis Fuß eincremen. Beobachten Sie, wie Ihr gebräunter, flacher Bauch durch die Sonnencreme glänzt. Verlassen Sie sich bei der Gestaltung der Szenerie ganz auf Ihre Intuition und Ihre Sinne. Sie sind eine wunderschöne und körperbetonte Amazone oder Aphrodite, ein Adonis oder Apollo, Ihre Bewegungen sind von einer sehnigen, katzenhaften Anmut, wenn Sie gehen oder laufen. Während Sie sich in diesem Bild sehen, sagen Sie sich: »Das bin *ich*.« Oder: »Ich liebe meinen Körper.« Oder: »Ich liebe mein Leben.« Was auch immer Sie sagen, *spüren* Sie die *Wahrheit* Ihrer Aussage.

Ob Sie sich in Ihrer Vorstellung in einer malerischen Kulisse sehen oder nicht – jegliche Form der Visualisierung wird Ergebnisse hervorbringen. Natürlich wird es desto besser funktionieren, je ausgeprägter Ihre Fähigkeit ist, Ihre ganze Vorstellungskraft und Ihre Sinne in das visualisierte Bild einfließen zu lassen. Machen Sie sich jedoch keine Sorgen, falls Sie das zu viel Mühe kostet. Visualisieren Sie Ihr schlankes Selbst einfach, so gut Sie es können. Visualisierungen wirken immer.

Visualisieren im Alltag

Sie können Ihr Idealbild vom perfekten Körper den ganzen Tag lang visualisieren, egal wann und wo. Ob Sie auf dem Weg zur Arbeit sind oder vor dem Computer sitzen. Oder Sie visualisieren beim Blumengießen die wohldefinierten Muskeln Ihrer Arme und einen flachen, athletischen Bauch.

Hier zwei weitere Visualisierungsübungen zu diesem Thema:

Der Whirlpool

Stellen Sie sich einen Whirlpool in Ihrem Bauchnabel vor, der das Fett aus allen Bereichen Ihres Körpers saugt. Das Fett aus Ihrem Körper ist restlos aufgesaugt und weg – ein für alle Mal!

Die Fettwäsche

Stellen Sie sich vor, aus einem Schlauch spritzt Wasser auf Ihren Körper, und alles Fett wird dabei abgespült – so wie der Schmutz beim Autowaschen. Visualisieren Sie, wie alles überschüssige Fett weggeschwemmt wird, in einen imaginären Abfluss im Boden läuft und weg ist, ein für alle Mal. Diese Übung kann man auch wunderbar unter der Dusche machen.

8 Teil II kompakt: Die Kraft der Bilder – Visualisieren leicht gemacht

Es ist recht einfach, die Bilder und Abfolgen im SMART-Modus in Ihren Alltag einzubinden, auch wenn die Fülle an Informationen im Moment enorm scheinen mag. Den Schlüssel hierzu liefert die Visualisierung.

Sie brauchen nichts weiter zu tun, als sich die Visualisierungsübungen zur Gewohnheit zu machen. Nehmen Sie sich am besten abends kurz vor dem Einschlafen ein paar Minuten Zeit dafür und lauschen Sie danach meiner CD. Die CD behandelt sämtliche Themen, die wir bereits besprochen haben – den psychischen und emotionalen Hunger, das emotional und das psychisch bedingte Übergewicht und das Visualisieren.

Falls Sie die CD nicht hören möchten, nehmen Sie sich tagsüber zehn Minuten Zeit für eine Visualisierung, vorzugsweise gleich am frühen Morgen nach dem Aufstehen. Und wenn Sie wirklich motiviert sind, machen Sie beides! Mein Vorschlag: Hören Sie einen Monat lang allabendlich die CD und führen Sie dann im zweiten Monat die Visualisierungsübungen im SMART-Modus ein.

Phase Eins:
Die morgendliche und abendliche
Visualisierungsübung

Praktizieren Sie die folgende Übung dreißig Tage lang jeden Morgen und jeden Abend:

Suchen Sie sich eine Fotografie von jemandem, der genau so aussieht, wie Sie gerne aussehen möchten. Das kann ein Bild von Ihnen selbst aus früheren Tagen sein oder eines von einem anderen Menschen. Wichtig ist nur, dass Sie ein Bild finden, das dem Körper, den Sie gedanklich erschaffen wollen, möglichst ähnlich ist. Ob Sie es für »realistisch« halten oder nicht, tatsächlich irgendwann so auszusehen, kann Ihnen dabei zunächst egal sein. Gehen Sie einfach davon aus, dass alles möglich ist, und finden Sie *Ihr* Bild.

Unten an den Bildrand schreiben Sie dann den folgenden (oder einen ähnlichen) Satz:

Ich nutze die Kraft meiner Gedanken, um den Körper meiner Träume zu erschaffen.

Legen Sie das Bild griffbereit neben Ihr Bett. Abends vor dem Einschlafen machen Sie folgende Übung:

Übung

- Betrachten Sie das Bild, das Sie sich ausgesucht haben, etwa dreißig Sekunden lang.
- Während Sie die Fotografie betrachten, sagen Sie den Satz, den Sie darauf notiert haben.
- Schließen Sie dann die Augen und stellen Sie sich vor, dass Sie genau so aussehen wie auf dem Bild, das Sie eben betrachtet haben. Das können Sie einige Sekunden oder einige Minuten lang tun, ganz wie Sie wollen.
- Intensivieren Sie diesen Gedanken und stellen Sie sich das zu dem Bild passende Gefühl vor – spüren Sie, wie sie frei und unbeschwert rennen, vor Freude tanzen, oder wie sich der Körper anfühlt, wenn Sie Kleider anprobieren, die etliche Nummern kleiner sind als gewohnt. Spüren Sie, wie dieses Gefühl Ihr ganzes Wesen durchdringt.
- Spielen Sie die beiliegende CD ab und lassen Sie sich in den Schlaf gleiten, während Sie sie anhören.

Am folgenden Morgen greifen Sie noch vor dem Aufstehen nach dem Bild neben Ihrem Bett, sehen es ein paar Sekunden lang an, schließen die Augen und visualisieren Ihren Wunschkörper noch einmal. Nehmen Sie sich danach einen Augenblick Zeit, um den anbrechenden Tag zu visualisieren. Stellen Sie sich vor, dass er genau so verlaufen wird, wie Sie es sich wünschen, vom Morgen bis zum Abend.

Experten sagen, man benötige einundzwanzig Tage, um eine Gewohnheit herauszubilden. Wenn Sie diese Übung also einen Monat lang tagtäglich ausführen, werden Sie ein Leben lang von Ihrer wunderbaren neuen Gewohnheit profitieren.

Phase Zwei:
Die tägliche Sitzung im SMART-Modus

Nach diesem ersten Monat, in dem Ihnen dass allmorgendliche und -abendliche Visualisieren zur Gewohnheit geworden ist, können Sie sich nun auf den nächsten Schritt konzentrieren und eine weitere Gewohnheit entwickeln – eine tägliche Sitzung im SMART-Modus. Diese tägliche Sitzung ist nicht zwingend erforderlich, aber sie ist nützlich; gönnen Sie sich diese zusätzliche Übung also, sofern Sie Zeit und Lust dazu haben. Sie sollte rund zehn Minuten dauern. Dabei gilt: je länger, desto besser. Sie werden bald merken, dass es wirklich ein Genuss ist, wenn Sie im SMART-Modus sind. Wie unzählige Studien belegen, wirkt er stressmildernd und reduziert die Ausschüttung des Stresshormons Cortisol.[8] Ein erhöhter Cortisolspiegel kann den Körper verleiten, die FAT-Programme zu aktivieren.[9] Das bloße Verweilen im SMART-Modus kann folglich dazu beitragen, die FAT-Programme abzuschalten (mehr zum Thema Stresshormone und Cortisol erfahren Sie im nächsten Kapitel).

Nun aber geht es darum, die Gewohnheit zu entwickeln, sich einmal am Tag für mindestens zehn Minuten in den SMART-Modus zu begeben. In zehn Minuten können Sie eine ganze Menge erreichen. Sie können auch fünf Minuten damit verbringen, sich in den SMART-Modus zu versetzen (siehe Kapitel 5), und im SMART-Modus weitere fünf Minuten verschiedene Visualisierungsübungen praktizieren.

Idealerweise sollten Ort und Zeit Ihrer täglichen SMART-Modus-Sitzung immer gleich sein. Sie sollten einen Ort wählen, wo Sie ungestört sind. Stöpseln Sie das Telefon aus, und sagen Sie allen um sich herum Bescheid, dass Sie nicht gestört werden wollen.

Der beste Zeitpunkt für die SMART-Modus-Sitzung ist am

Beispiel für eine zehnminütige SMART-Modus-Sitzung

- Gehen Sie in den Raum, in dem Sie die Übung machen wollen.
- Begeben Sie sich in den SMART-Modus (siehe Kapitel 5; Dauer: fünf Minuten).
- Visualisieren Sie Ihren Idealkörper (siehe Kapitel 7; Dauer: dreißig Sekunden).
- Trainieren Sie eine oder zwei der Methoden aus Kapitel 6 und schulen Sie damit Ihre Fähigkeit, positive Emotionen zu erzeugen (Dauer: zwei Minuten).
- Visualisieren Sie, wie Sie sich den Rest des Tages wünschen (Dauer: dreißig Sekunden).
- Visualisieren Sie dann die kommenden Wochen, Monate und Jahre, und stellen Sie sich vor, dass Sie glücklich, erfolgreich und zufrieden leben – und Ihre gewünschte Traumfigur haben (Dauer: dreißig Sekunden).
- Schließlich, und wenn Sie wollen, verweilen Sie einen Augenblick und bitten eine höhere Macht um Hilfe und Führung.

frühen Morgen. Diese Zeit lässt sich am intensivsten dafür nutzen, auch weil Sie dann vermutlich ungestört sind. Ich kann Ihnen nur wärmstens empfehlen, dass Sie sich gleich nach dem Aufwachen ein paar Minuten ganz für sich reservieren. Eine Sitzung im SMART-Modus beansprucht nur zehn Minuten. Sie könnten am Abend einfach zehn Minuten früher schlafen gehen.

Mit der SMART-Modus-Sitzung am frühen Morgen spülen Sie sämtlichen Stress, der sich tags zuvor angesammelt hat, einfach ab. Sie starten frisch, ausgeglichen und konzentriert in den neuen Tag, sodass Sie gut gewappnet sind gegen jeglichen Stress, den er bringen mag.

Nach einem anstrengenden Tag ist man abends oft unproduktiv, träge und erschöpft, will nur noch essen und unterhalten werden. Und gerade dann, am Abend, kommt es besonders häufig zu Heißhungerattacken.

Egal, ob Sie Ihre Visualisierungs-/SMART-Modus-Sitzung am Morgen absolvieren oder nicht, *wichtig ist, dass Sie sie jeden Tag zur gleichen Zeit machen und möglichst auch am gleichen Ort.*

Sie werden erstaunt feststellen, dass Sie sich nach nur zehn Minuten wie ausgewechselt fühlen – ruhiger, ausgeglichener und konzentrierter. Sie werden neue Lebensfreude und Begeisterung verspüren und frischen Schwung haben. Tagtägliche Ereignisse, die Sie für gewöhnlich gequält haben, werden einfach an Ihnen abgleiten wie Wasser, und Sie werden eine unbändige Energie verspüren – als könnten Sie die Welt aus den Angeln heben.

Genau wie Ihre Muskeln durch regelmäßiges Training immer kräftiger werden, so macht auch beim SMART-Modus die Übung den Meister. Mit der Zeit können Sie immer schneller und immer tiefer in den SMART-Modus eintauchen, der dann umso effektiver wirkt.

Ein weiterer Vorteil der regelmäßigen morgendlichen Sitzung ist, dass Sie sie nutzen können, um jedweden Aspekt in Ihrem Leben, den Sie verbessern wollen, in Angriff zu nehmen. Visualisieren Sie einfach das gewünschte Ergebnis – eine Promotion, einen Umzug, eine glückliche Ehe –, was auch immer. *Alles ist möglich und erreichbar.*

Mit zwei überaus wirkungsvollen Methoden, mit der Visualisierung am Morgen und dem Abspielen der CD am Abend, können Sie Ihren Körper neu erschaffen und viele andere Dinge in Ihrem Leben von Grund auf und ganz so, wie Sie es sich wünschen, verändern.

Teil III

Physische Stressoren als Auslöser der FAT-Programme

9 Warum Diäten nicht funktionieren

Nachdem wir nun wissen, wie überaus wichtig es ist, Körper und Geist in Einklang zu bringen, um erfolgreich abzunehmen, wollen wir nun die physischen Stressoren – also die körperlichen Stressfaktoren –, die als Auslöser der FAT-Programme wirken können, näher beleuchten und der Frage nachgehen, was wir dagegen tun können. Der physische Stressfaktor Nummer Eins heißt Diät. Mit Diäten erreichen Sie, dass Ihr Körper dick sein will.

Diät halten, sprich, sich bewusst bestimmte Nahrungsmittel zu versagen, aktiviert die FAT-Programme. Der enorme Druck, der uns tagtäglich zwingt weniger zu essen oder dem Körper das Essen vorzuenthalten, nach dem er verlangt, verursacht hormonelle und chemische Veränderungen im Körper. Diese Veränderungen aber signalisieren dem Gehirn, auf den Fettspeichermodus umzuschalten (Näheres dazu finden Sie im Anhang).

Diäten senden nur *eine Botschaft* an das Gehirn: »Achtung! Es ist nicht genug Essen da. Die nächste Mahlzeit ist ungewiss. Besser Fett speichern und jede überflüssige Kalorie in Fett umwandeln.« Diäten übermitteln praktisch eine Hungerbotschaft an den Körper, der daraufhin die FAT-Programme aktiviert. Und genau darum funktionieren Diäten nicht.

Wahrscheinlich hat Ihnen noch keiner geraten, im Kampf gegen Ihre überschüssige Pfunde *mehr* zu essen. Doch wenn Sie hungern, um abzunehmen, *dann rate ich Ihnen genau das.*

Diäten folgen alle dem gleichen Muster. Indem Sie während einer Diät bestimmte Lebensmittel von Ihrem Speiseplan streichen oder ihren Verzehr stark einschränken, wird Ihr Körper eine Zeit-

lang an Gewicht verlieren – anfangs sehr schnell, dann immer langsamer und schließlich gar nicht mehr. Sie stehen dann verstärkt unter dem Zwang, sich einzuschränken, Kalorien zu zählen und einem
widernatürlichen Ernährungsplan zu folgen, wodurch Sie am Ende
aber nicht abnehmen, sondern lediglich den aktuellen Körperfettan-
teil aufrechterhalten. Sie fühlen sich wie in einer ewigen Tretmüh-
le, in die Sie sich dennoch immer wieder hineinbegeben und die mit
jedem Mal quälender für Sie wird.

Der Körper passt sich der reduzierten Kalorienzufuhr während der
Diät an und schaltet auf »Hungermodus«. Das heißt, er senkt seinen
Grundumsatz, verbraucht also weniger; gleichzeitig wird aber Ihr
Appetit größer, und Sie benötigen eine höhere Kalorienmenge, um
sich satt zu fühlen, da Ihr Körper in seiner vermeintlichen Not Reserven anlegen will. Ihre Geschmacksknospen stumpfen ab, und Sie
spüren ein Verlangen nach süßen und fettigen Speisen. Ihr Gehirn
sendet eine eindeutige Botschaft an die Schilddrüse, den Stoffwechsel herunterzufahren. Das alles bewirkt, dass Sie nicht weiter abnehmen, auch wenn Sie weniger essen. Zudem startet Ihr Körper das
Fettspeicherprogramm.

Es ist also nicht Ihre Schuld, dass Sie während einer Diät in einem
fort Hunger verspüren, den Sie permanent bekämpfen müssen. Sobald Sie Ihrem Hunger nachgeben und wieder wie gewohnt essen,
steigt Ihr Gewicht mit jeder Kalorie rasant schnell an, da der Körper durch den gesunkenen Grundumsatz wesentlich weniger verbraucht und sämtliche überschüssigen Kalorien in Fett umwandelt
und speichert.

Ernährungsexperten sind sich heute einig: *Diäten machen dick.*
Nach neuesten Studien sind Teenager, die regelmäßig Diät halten,
statistisch gesehen einem dreifach höheren Risiko ausgesetzt, über einen Zeitraum von fünf Jahren übergewichtig zu werden.[10] Ich bin sicher, dass Sie das alles kennen, da Sie selbst aufgrund einer Reihe von

erfolglosen Diäten diese Gewicht-Achterbahn bereits gefahren sind. Wenn Diäten funktionieren würden, würde so etwas nicht passieren! Aber warum machen so viele Menschen dann eine Diät? Weil sie es nicht besser wissen. Nach landläufiger Meinung ist weniger essen gleichbedeutend mit weniger wiegen, und den einzigen Unterschied zwischen einem erfolgreichen und erfolglosen Diäthalter macht allein die Willenskraft. Die biochemischen Tatsachen jedoch sprechen eine eindeutige Sprache: Diäten funktionieren nicht. Diäten veranlassen Ihren Körper, dick sein zu wollen.

Abnehmen ohne Diät

Wenn Diäten nicht funktionieren, was funktioniert dann? Die Antwort darauf ist einfach: Essen Sie mehr *richtige* Nahrungsmittel!

Was heißt das? Zu den *richtigen* oder *echten* Nahrungsmitteln gehört alles, was wir in den Zeiten vor der sogenannten Zivilisation zu uns genommen haben – bevor wir gelernt haben, wie wir unsere Lebensmittel »verbessern«, indem wir sie mit modernen Techniken industriell verarbeiten und so verpacken, dass sie dauerhaft haltbar werden. Echte Nahrungsmittel sind zum Beispiel frische Früchte, rohe Nüsse und Körner, Gemüse, Salate (möglichst aus biologischem Anbau), Fleisch von Tieren aus natürlicher und artgerechter Haltung oder von frei laufenden Hühnern sowie Fisch.

Das heißt nicht, dass Sie sich ausschließlich von diesen Nahrungsmitteln ernähren müssen; sie sollten nur öfter auf Ihrem derzeitigen Speiseplan stehen. Sobald Sie Ihren Körper gesund ernähren, wird er nicht mehr dick sein *wollen*. Er wird sich umstellen und anfangen, diese *echten* Nahrungsmittel all den toten, industriell verarbeiteten, raffinierten, künstlichen Varianten, an die wir heute so sehr gewöhnt sind, vorzuziehen.

Diät halten heißt, sich zu zwingen, weniger zu essen. Es heißt, sich zu zwingen, bestimmte Nahrungsmittel, nach denen der Körper verlangt, zu meiden – oder beides. Doch das eine funktioniert ebenso wenig wie das andere. Ihre Ernährung um fehlende Nahrungsmittel und fehlende Nährstoffe zu ergänzen dagegen ist leicht und effektiv. Meine Anti-Diät-Strategie zielt darauf ab, das Verlangen des Körpers nach *echten* Nahrungsmitteln anzufeuern und die Lust nach falschen und massiv industriell verarbeiteten Nahrungsmitteln (oder gar Imitaten) nach und nach zum Verschwinden zu bringen.

Falls Ihnen das alles nicht schnell genug geht und Sie Ihre Gier nach Junkfood am liebsten sofort loswerden wollen, dann blättern Sie zu Kapitel 18, wo Visualisierungsmethoden zur Beseitigung solcher Suchtprobleme – denn genau darum handelt es sich – vorgestellt werden.

Dass man Nahrungsmittel, die man nicht gerne isst, oder besser noch, die einem zuwider sind, mühelos weglassen kann, versteht sich von selbst. Wenn heute jemand sagen würde, Sie müssten Ihr restliches Leben zubringen, ohne sich Pappe, Dreck oder Käfer einzuverleiben, würden Sie sagen: »Na und? Kein Problem!« Mit stark industriell verarbeiteten oder künstlich hergestellten Nahrungsmitteln verhält es sich nicht anders. Hat Ihr Körper erst einmal verstanden, dass Sie durch ihren Konsum nur schlecht versorgt werden und daher weiter Hunger haben und gar vergiftet werden, wird er sie ablehnen. Und wenn er sie erst einmal ablehnt, haben Sie es geschafft.

Also: Reden Sie sich nicht ein, dass ein Donut als kleine Zwischenmahlzeit besser ist als Obst, Nüsse oder Körner, selbst wenn er weniger Kalorien haben mag. Das ist ein Trugschluss. Wenn Sie etwas essen, das keinerlei Nährwert hat, dann tun Sie nichts weiter, als Ihre Zucker- und Fettspeicher aufzufüllen. Doch Ihr Hunger ist dadurch nicht gestillt, da Sie Ihrem Körper nichts Nahrhaftes zugeführt und ihn nicht mit dem Notwendigen versorgt haben. Kalorien sind nicht alles.

Sie werden kurze Zeit später erneut Hunger haben. Je nährstoffreicher und wertvoller die Speisen, desto sättigender sind sie für den Körper. Sie werden seltener hungrig sein und letztendlich weniger Kalorien konsumieren.

Hunger? – Was unser Körper wirklich braucht

Uns mag heute alle Nahrung der Welt zur Verfügung stehen, und es steht uns frei, nach Herzenslust zu essen – nichtsdestotrotz leiden wir Mangel und bleiben daher hungrig.

Es gibt zwei wesentliche Gründe, warum wir essen müssen: Erstens brauchen wir Kalorien und zweitens Nährstoffe. Eine Kalorie ist eine Einheit, die angibt, welche Menge an Energie in einem Lebensmittel steckt, wie viel Energie dieses Lebensmittel dem Körper also liefert. Als Nährstoffe bezeichnet man Vitamine, Mineralstoffe (anorganische Nährstoffe), Fette und Kohlenhydrate, die wir zu uns nehmen müssen, um am Leben zu bleiben, und die zum Beispiel den Zellstoffwechsel, das Abwehrsystem oder die normalen Stoffwechselfunktionen unterstützen. Der Großteil der Nahrung, die wir heute konsumieren, enthält massenhaft Kalorien, aber nur sehr wenige Nährstoffe; das führt dazu, dass wir ernährungsbedingt Hunger leiden, trotz der Tatsache, dass wir mehr als genug Kalorien aufnehmen.

Die Nahrungsmittel heute sind nicht mehr das, was sie früher einmal waren. Die sogenannte »Nahrung«, die wir heute zu uns nehmen, unterscheidet sich radikal von der unserer Vorfahren. Die nämlich haben sich überwiegend von sogenannten »lebendigen Nahrungsmitteln«, natürlich gesunden, unverarbeiteten Speisen wie Früchten, Nüssen, Körnern und Blattgemüsen ernährt und dem Fleisch frisch erlegter Tiere und Fische. Diese Nahrungsmittel enthalten eine ganze Palette lebenswichtiger Nährstoffe, und zwar in einer Form, die unser Körper gut verdauen und verwerten kann.

Ein Großteil dessen, was wir heute essen, macht dick; nicht unbedingt, weil es zu viele Kalorien enthält, sondern weil die darin enthaltenen Nährstoffe unzureichend und für uns nicht verwertbar sind. Dies gilt insbesondere für diejenigen Esswaren, die ich als »Imitate«, »Fake-Lebensmittel« oder »tote Nahrungsmittel« bezeichne. Nährstoffe sind in vielen modernen, industriell hergestellten oder verarbeiteten Speisen entweder so gut wie gar nicht vorhanden oder in einer so unnatürlichen Form zugegeben, dass unser Körper nicht weiß, was er damit machen soll. Aufgrund ihrer schlechten Qualität verdienen solche Waren es gar nicht, als »*Lebens*-« oder »*Nahrungs*mittel« bezeichnet zu werden.

Es ist ein bisschen wie das Schürfen nach Diamanten. Ihr Körper muss sich durch Tonnen von Material wühlen, um die paar wenigen kostbaren Stücke zu finden, die sich verwerten lassen. Natürlich stößt er dabei auf eine Menge Schutt und viele Kalorien, aber die »Diamanten« – die Nährstoffe, die einst so überreichlich vorhanden waren –, lassen sich nicht mehr finden. Der Körper bleibt also hungrig, alldieweil er in der Hoffnung auf ein oder zwei kostbare Nährstoffe sämtliche überschüssigen Kalorien, die ihm zugeführt werden, als Fett in die Fettzellen einlagert.

Was lernen wir daraus?

Ihr Körper leidet vermeintlich Mangel. Er hat Hunger und aktiviert die FAT-Programme, und zwar nicht nur, wenn er nicht genügend Kalorien bekommt, sondern auch, wenn er nicht genügend lebensnotwendige Nährstoffe bekommt.

Ihr Körper interpretiert einen Mangel an diesen lebensnotwendigen Nährstoffen als eine Form von Nahrungsmittelknappheit – also wiederum als Hungersnot. Wenn Sie ihn aber täglich mit Essen versorgen, das diese Nährstoffe enthält, nach denen er verlangt, so versteht er die Botschaft ohne Weiteres: »Alles klar! Die Hungersnot ist vorbei. Ich brauche kein Fett mehr zu speichern. Meine Sicherheit und mein Überleben sind jetzt gewährleistet, wenn ich schlank bin. An alle: Die FAT-Programme sofort abschalten!«

10 Die Grundnährstoffe

Es ist ganz einfach: Nicht alle Kalorien sind gleich. Nicht alle Fette sind gleich. Nicht alle Proteine sind gleich. Ihr Körper behandelt nicht alle Zucker- und Stärkearten auf die gleiche Weise. Vitamine und Mineralstoffe müssen in der richtigen Kombination aufgenommen werden, um dem Körper nützen zu können, und werden Mineralstoffe in der falschen Form zugeführt, kann sie der Körper gar nicht verwerten. Kalk etwa steckt voller Kalzium. Doch auch wenn Sie eine ganze Tonne Kalk essen, Sie würden keinerlei Kalzium aufnehmen. Auch Milch enthält sehr viel Kalzium, doch ändert sich die chemische Struktur, wenn man sie pasteurisiert; der Körper kann das Kalzium dann schwerer verwerten. Das heißt, pasteurisierte Milch ist für den Körper biophysikalisch tote Nahrung und keine Nahrung mehr, obwohl sie chemisch die gleiche Zusammensetzung aufweist.

Nur weil Sie Ihrem Körper einen Mineralstoff zuführen, heißt das noch lange nicht, dass er auch in Ihre Zellen aufgenommen wird.

Der Mangel an Grundnährstoffen mag viele Gründe haben, von denen nicht immer alle offensichtlich sind.

Wir alle brauchen Proteine, Kohlenhydrate und Fette. »Was? Fett? Als ob das viele Fett nicht schon Problem genug ist?« – mögen Sie jetzt denken, falls Sie übergewichtig sind. Das Problem ist vermutlich aber eher, dass Sie zu wenig oder nicht die *richtigen* Fette zu sich nehmen. Sie müssen Ihrem Körper also mehr von den richtigen Fetten, Eiweißen und Kohlenhydraten zuführen.

Sofern Sie sich aber überwiegend von industriell verarbeiteten oder

»toten« Nahrungsmitteln ernähren, kommt es früher oder später zu einem chronischen Mangel an essenziellen Fettsäuren, Aminosäuren und Zuckerarten. Dieser chronische Mangel kann genau wie jede andere Form des Mangels die FAT-Programme aktivieren. Ihr Körper signalisiert Hunger – in der Hoffnung, dass Sie ihn schließlich mit den Nährstoffen versorgen, die ihm fehlen.

Fette, Eiweiße und Kohlenhydrate sind die großen Drei, die wir für die Aufrechterhaltung unserer Körperfunktionen und unserer Gesundheit benötigen. Wir wollen sie deshalb genauer beleuchten; beginnen wir mit den Fetten.

Essenzielle Fettsäuren

Ein Mangel an essenziellen Fettsäuren führt zu unstillbarer Lust auf fetthaltige Speisen, und das ist die heute offenkundigste und am weitesten verbreitete Form des ernährungsbedingten Hungers.

»Essenziell« sind Stoffe, die für den Organismus lebensnotwendig sind und die er nicht selbst aus anderen Nährstoffen synthetisieren kann. Wir müssen sie ihm daher von außen zuführen – so wie Vitamine. Der Körper kann zwar bestimmte Typen von Fett produzieren, aber bei den essenziellen Fettsäuren haben wir keine andere Wahl, als sie mit der Nahrung aufzunehmen.

Für den menschlichen Organismus ist der tägliche Verzehr von zwei Arten von Fettsäuren essenziell, von Omega-3-Fettsäuren (unter anderem Linolensäure) und Omega-6-Fettsäuren (Linolsäure).

Nur sehr wenige Lebensmittel in unserer modernen Ernährung enthalten Omega-3-Fettsäuren. In früherer Zeit fanden sich sehr viel weniger gesättigte Fette in unserer Kost, und das Verhältnis von den ungesättigten Fettsäuren der Art Omega-6 zu denen vom Typ Omega-3 war eins zu eins. Heute ist dieses Verhältnis einundzwanzig zu eins. Unsere Nahrung enthält heute entsprechend zwanzigmal mehr Omega-6-Fettsäuren als Omega-3-Fettsäuren. Dieses unnatürliche Missverhältnis verursacht die Ausschüttung von entzündungsauslösenden Botenstoffen, welche wiederum ein wesentlicher Aktivator der FAT-Programme sind.[11]

Zahllose wissenschaftliche Studien haben gezeigt, dass das Zuführen von Omega-3-Fettsäuren hilft, die FAT-Programme abzuschalten.[12] Nach meinem Dafürhalten ist es ohne eine ausreichende, tägliche Zufuhr von wertvollen Omega-3-Fettsäuren so gut wie unmöglich, konstant und dauerhaft abzunehmen.

Andere Studien haben eine positive Auswirkung von Omega-3-Fettsäuren auf allerlei Krankheitsbilder nachgewiesen.[13] Um nur einige zu nennen:

- Depressionen
- bipolare Störungen
- Herzkrankheiten
- Diabetes mellitus
- entzündliche Erkrankungen
- Schmerzen
- Arthritis

Dass der Mangel an Omega-3-Fettsäuren heute so weit verbreitet ist, rührt daher, dass diese wertvollen Fettsäuren sehr empfindlich sind und daher leicht unbrauchbar werden können. Durch große Hitze, Einwirkung von Sonnenlicht oder Sauerstoff werden sie schnell zerstört, ebenso durch moderne Methoden zur Haltbarmachung. Insofern enthält heute jedes verarbeitete und abgepackte Nahrungsmittel kaum mehr verwertbare Omega-3-Fettsäuren. Wir beziehen Fett heute hauptsächlich aus Pflanzenölen, Fleisch und Milchprodukten. Der Großteil der Pflanzenöle besteht vorwiegend aus industriell verarbeiteten, nicht mehr verwertbaren Omega-6-Fettsäuren und enthält eine äußerst schädliche Form von Fetten, die sogenannten Trans-Fettsäuren. Fleisch und Milchprodukte waren früher überaus wichtige Lieferanten von Omega-3-Fettsäuren, enthalten heute jedoch zumeist nur noch gesättigte Fette[14] – eine Folge der modernen Tierhaltung, wo der Großteil der Kühe nicht mehr auf der Weide steht und Gras frisst.

Die eklatante Unterversorgung des Körpers mit Omega-3-Fettsäuren gilt daher als physischer Stressor Nummer Eins, der zur Aktivierung der FAT-Programme führt.

Was ist die Lösung? Ganz einfach: Lassen Sie keinen Tag verstreichen, ohne sich mit ausreichend essenziellen Fettsäuren zu versorgen, insbesondere mit Omega-3-Fettsäuren.

So wird Ihre Ernährung durch mehr Omega-3-Fettsäuren gesünder

- **Leinsamenöl** ist eine reichhaltige Quelle für Omega-3-Fettsäuren. Besonders gut lässt es sich für Salate verwenden, da es kein Kochöl ist. Es wird unter Einwirkung von großer Hitze, Sonnenlicht oder Sauerstoff schnell ranzig. Aus diesem Grund sollten Sie es kühl und dunkel lagern, um seine Qualität zu erhalten, und es nur für kalte Gerichte verwenden. Leinsamen sind erstklassig, da sie nicht nur Omega-3-Fettsäuren enthalten, sondern auch Eiweiße und Ballaststoffe. Leinsamen können Sie verzehrfertig kaufen, doch sobald Sie diese weiter vermahlen oder schroten, wird das Öl der Samen rasch ranzig. Am besten kaufen Sie also ganze Samen und mahlen sie in einer Kaffeemühle jedes Mal frisch. Ich mache das jeden Morgen und streue sie dann auf so ziemlich alles, was ich tagsüber esse – sogar auf mein Dessert. Sie haben einen guten, nussigen Geschmack und eine angenehme Konsistenz.

- Essen Sie mehr **Fisch,** insbesondere Kaltwasserfische sowie Fische aus Naturgewässern statt solcher aus Zuchtfarmen oder Aquakulturen. Fisch sollte man nicht kochen, sondern nur dünsten. Wenn Sie Fisch im schwimmenden Öl oder Fett frittieren, bleibt von den wertvollen Omega-3-Fettsäuren nichts übrig. Ohnehin können Sie von Glück sagen, wenn nach der Zubereitung noch rund 30 Prozent der Omega-3-Fettsäuren erhalten sind – egal, auf welche Weise Sie ihn zubereiten. Das Öl von Fischen aus Zuchtfarmen ist reich an Omega-6-Fettsäuren, aber arm an Omega-3-Fettsäuren.[15] Eine 115 Jahre alte Dänin antwortete auf die Frage nach dem Geheimnis ihres hohen Alters interessanterweise, dass sie es sich zur Regel gemacht habe, täglich mindestens einen Hering zu essen.

- Verzehren Sie Bio-**Fleisch und Bio-Milchprodukte** von Tieren, die vorrangig mit Heu und Gras gefüttert werden. Das Fleisch von Tieren, die nicht mit Heu und Gras gefüttert werden, enthält nur gesättigte Fette, keine ungesättigten (also essenziellen). Die unverzichtbaren Omega-3-Fettsäuren kommen ausschließlich in biologischen Fleisch- und Milchprodukten vor.

- Greifen Sie zu **Omega-3-Eiern,** zu Eiern, die mit Omega-3-Fettsäuren angereichert sind. Sie kommen von Hennen, die mit Leinsamenschrot oder Algen gefüttert werden. Gekochte Eier enthalten mehr reine Omega-3-Fettsäuren als in der Pfanne gebratene, da die Kochtemperatur des Wassers niedriger liegt als die Temperatur von Öl oder Fett beim Braten.

Ich empfehle Ihnen, möglichst viele dieser Produkte auf den Speiseplan zu setzen und Ihre tägliche Kost zusätzlich mit Fischölkapseln (mit fünf bis zehn Gramm essenziellen Fettsäuren) zu ergänzen. Das klingt viel, aber zehn Gramm essenzieller Fette entsprechen lediglich 100 Kalorien. Das ist weniger als in einer Handvoll Kartoffelchips stecken, nur mit dem einen Unterschied, dass es die *essenziellen* Fette sind, nach denen Ihr Körper hungert.

Des Weiteren sollten Sie Produkte wählen, die Sie mit hochwertigem, natürlichem Vitamin E versorgen, wenn Sie Omega-3-Fettsäuren verzehren, denn Vitamin E hilft, die toxische Wirkung von schadstoffbelastetem oder ranzigem Öl zu beheben.

Ich achte sehr darauf, dass die Omega-3-Fettsäuren in meiner Ernährung nicht zu kurz kommen. Und das klappt gut. Wichtig ist der tägliche Verzehr – das ist ein Muss! Es braucht seine Zeit, die negativen Effekte aufzuheben, die eine jahrelange chronische Unterversorgung mit Omega-3-Fettsäuren verursacht hat. Um Ihrem Körper klarzumachen, dass Omega-3-Fette reichlich vorhanden sind und auch immer sein werden, sollten sie an keinem einzigen Tag in Ihrer Ernährung fehlen.

Bratöle und Bratfette

Wenn Sie Öl auf Brattemperatur erhitzen, zerstören Sie jegliche gesundheitsfördernden Eigenschaften. Allerdings sind einige Fette zum Kochen besser geeignet als andere. Die besten sind Biobutter, Olivenöl und Kokosfett. Kokosfett (auch Kokosöl oder Kokosnussöl) enthält viele gesättigte Fettsäuren, aber es ist ein Fett mit einem hohen Anteil an sogenannten mittelkettigen Fettsäuren. Einige Forscher behaupten, dass die mittelkettigen gesättigten Fette für das Abnehmen besonders vorteilhaft sind, da sie den Stoffwechsel auf Touren bringen.[16] Ich bin nicht dieser Meinung, Tatsache aber ist, dass ihre Inhaltsstoffe auch bei *hohen Temperaturen* nicht zerstört werden. Insofern bleibt erhalten, was auch immer so vorteilhaft an ihnen sein mag.

Kommen wir zum nächsten der drei großen Nährstoffgruppen, den Proteinen (Eiweißen).

Essenzielle Aminosäuren

Aminosäuren sind die Bausteine der Eiweiße (Proteine). Proteine sind wichtig für einen gesunden Nerven- und Muskelaufbau sowie für sämtliche Körperfunktionen. Wir nehmen sie über die Nahrung auf und zerlegen sie bei der Verdauung in ihre Bestandteile – die Aminosäuren. Ganz so, wie wenn man eine Mauer demontiert, um an die einzelnen Steine zu kommen, nutzt der menschliche Organismus diese Bestandteile als Material, um dann aus den Einzelteilen die für bestimmte Vorgänge jeweils benötigten Proteine zu bauen.

Obwohl die meisten von uns viel Eiweiß zu sich nehmen, wissen wohl nicht alle, dass der Großteil davon für den Körper nicht unbedingt verwertbar ist. Hitze und industrielle Verarbeitung können nicht nur die essenziellen Fettsäuren zerstören, sondern auch die Aminosäuren, wodurch sie für uns als Eiweißquelle unbrauchbar werden. Proteine beziehen wir heute vorwiegend aus abgepackten oder gekochten Lebensmitteln. So nehmen wir zwar viele Proteine auf, unser Körper leidet aber trotzdem Mangel, da die Proteine durch technische Verarbeitungsprozesse zerstört oder denaturiert sind. Der Körper kann sie nicht nutzen. Diese Nahrungsproteine sind nicht assimilierbar, das heißt, sie können nicht in körpereigenes Eiweiß umgesetzt werden, oder anders ausgedrückt, sic besitzen keine biologische Wertigkeit.

Es geht also nicht darum, wie viel Proteine wir aufnehmen, sondern wie viel davon wir in unsere Körperzellen aufnehmen. Zerstörte Proteine kann der Organismus nicht vernünftig in ihre Bestandteile zerlegen. Von 100 Gramm der täglich konsumierten Proteine sind unter Umständen nur 15 Gramm brauchbar. Mit dem Rest muss der Organismus aber trotzdem irgendwie klarkommen. Was macht er damit? Genau: Wie so oft wandelt er die Überschüsse in Zucker um. Das bedeutet, er schafft eine weitere Quelle an leeren Kalorien, die Ihr Körper als Fett speichert.

Im Kolostrum, der überaus nahrhaften Erstmilch, die ein Neugeborenes in den ersten Lebenswochen ernährt, bevor der Körper der Mutter dann »normale« Milch produziert, sind pro 100 Milliliter 2 bis 4 Gramm Proteine enthalten. In einer Lebensphase, da wir Menschen so schnell wachsen wie später nie mehr, nämlich bis zu 30 Prozent innerhalb von zwei Wochen, besteht unsere Nahrung zu lediglich 2 bis 4 Prozent aus Eiweiß. Aber das ist kein Problem, da die enthaltenen Proteine eine hohe biologische Wertigkeit haben, sprich leicht assimilierbar sind.

Was also ist zu tun bei einer Eiweiß-Mangelernährung? Essen Sie mehr hochwertige und leicht assimilierbare Proteine:

- Zu den Proteinen, die mit die höchste biologische Wertigkeit haben, gehören die Molkenproteine. Molkeneiweiß ist in Pulverform im Drogeriemarkt erhältlich. Ich empfehle die ungesüßte, geschmacklose Sorte, vorzugsweise aus Bio-Schaf- oder -Ziegenmilch. Geschmackloses Molkenprotein hat eine cremige Konsistenz und kann süßen und pikanten Speisen hinzugefügt werden, ohne dass dadurch der Eigengeschmack beeinträchtigt wird. Versuchen Sie es mal mit Joghurt, cremigen Salatsoßen, Müsli, Getreideflocken, Pfannkuchen oder im Brotteig. Es eignet sich auch zur Herstellung von Eiweiß-Shakes, als Zusatz von Smoothies (Ganzfruchtgetränke) und Eiscreme.

- Eine weitere gute Proteinquelle ist das **Fleisch von Tieren aus Heu- und Grasfütterung,** von **frei laufenden Hühnern** sowie von **Süßwasserfischen.** Biologisch wertvoll ist auch **Bio-Joghurt** und **Quark,** insbesondere aus Ziegen- und Schafmilch. **Rohe (ungeröstete) Nüsse und Saaten** sind ebenfalls eine gute Proteinquelle.

Wann ist der ernährungsphysiologische Nutzen beim Verzehr von Fleisch am größten?

Wenn Sie Fleisch essen, dann achten Sie auf Folgendes:

- Am gesündesten ist Biofleisch, das von Tieren aus Heu- und Grasfütterung stammt.
- Fleisch wird am besten verdaut, wenn es ohne Beilagen oder nur mit einem Salat verzehrt wird.
- Wenn es kohlenhydrathaltige Beilagen gibt, essen Sie das Fleisch vor den Kohlenhydraten.
- Fleisch sollte bei niedrigen Temperaturen zubereitet werden, um die hitzeempfindlichen Eiweiße zu schonen – nur dann behält es seine wertvollen Inhaltsstoffe.

Kohlenhydrate

Die richtigen Fette und Proteine auf den Speiseplan zu setzen, ist für die Gewichtsreduktion von höchster Bedeutung. Aber vernachlässigen Sie auch die Kohlenhydrate nicht. Es kommt darauf an, die richtigen Kohlenhydrate zu essen, die falschen können nämlich die FAT-Programme aktivieren.

Gute und schlechte Kohlenhydrate

Zuckerarten sind eine funktionelle Gruppe der Kohlenhydrate und *die* grundlegenden Energieträger neben Fett. Was die Kohlenhydrate angeht, so sind die »toten Kohlenhydrate«, wie ich sie nenne, das eigentliche Problem, insbesondere stark verarbeitetes Getreide und einzelne Stärkearten sowie raffinierte Zuckerarten. Diese Kohlenhydrate enthalten keinerlei verwertbare essenzielle Nährstoffe. Auch wenn wir große Mengen davon essen, bleiben wir hungrig. Tote Kohlenhydrate sind nur leere Kalorien, die in unseren Fettzellen eingespeichert werden. Sie überlisten den Körper auch hormonell, sodass er sich veranlasst sieht, die FAT-Programme zu aktivieren.[17] Diese schädlichen toten Kohlenhydrate sind vor allem in stark verarbeiteten und damit nährstoffarmen Lebensmitteln wie Weißbrot, anderen Weißmehlprodukten und raffiniertem Zucker enthalten.

Obst hingegen, das ebenfalls eine reiche Kohlenhydratquelle ist, können Sie nach Herzenslust verzehren, denn es beseitigt viele der ernährungsbedingten Mangelerscheinungen, die den Körper veranlassen, dick sein zu wollen.

Frische Früchte enthalten von Natur aus lebensnotwendige (essenzielle) Zuckerarten (dazu weiter unten mehr) und tragen dazu bei, den Blutzuckerspiegel und damit den Insulinhaushalt zu regulieren. Einige Obstarten wie Beeren gelten als eine reiche natürliche Quelle von Antioxidantien. Antioxidantien sind zur Neutralisierung freier Radikale – das sind Molekülbruchstücke, die Zellen und DNA schädigen können – von entscheidender Bedeutung.

Frische Früchte enthalten zudem Proteine, zwar in vergleichsweise geringen Mengen, dafür aber unzerstört. Obendrein liefern sie die nötigen Verdauungsenzyme, die das Eiweiß für den Stoffwechsel erst verwertbar machen. Es geht dabei, wie schon erläutert, nicht so sehr um die Menge der aufgenommenen Proteine, sondern darum, wie viele davon verwertet werden können.

Obst sorgt dafür, dass das Blut basisch bleibt und anfallende Stoffwechselgifte neutralisiert werden. Der Großteil der Lebensmittel, die wir verzehren, wie Zucker und Süßwaren, Brot aus Weißmehl, Fleisch und Wurstwaren gelten als Säurelieferanten, und ein saures Milieu ist der Nährboden vieler Krankheiten. Für den Körper artet es schnell in chronischem Stress aus, wenn er ständig versuchen muss, wieder ein gesundes Säure-Basen-Gleichgewicht herzustellen, wir ihn dabei aber nicht unterstützen. Und Stress aktiviert ja bekanntlich wiederum die FAT-Programme. Der Körper sieht sich gezwungen, Kalzium aus Knochen und Zähnen zu extrahieren, um den Säureüberschuss zu neutralisieren. Das bewirkt einen übermäßigen Kalziumabbau. Kalzium jedoch spielt nach neuesten wissenschaftlichen Erkenntnissen bei der Gewichtsreduktion eine maßgebliche Rolle.[18] Es gilt also, mit einer ausgewogenen Ernährung gegenzusteuern und den Körper zu entsäuern, um ein gesundes Säure-Basen-Gleichgewicht zu gewährleisten.

Essenzielle Zuckerarten – der gesunde Zucker

Wissenschaftler haben erst neuerdings entdeckt, dass es, so wie essenzielle Fettsäuren und Aminosäuren, auch essenzielle, komplexe Zuckerarten gibt.[19] Diese sind wichtig, da sie dem Organismus als Kettenbausteine dienen, um größere Moleküle namens Glykane zu bilden.

Glykane stärken die Abwehrkräfte unseres Immunsystems, indem sie sich an Viren oder Bakterien heften und sie so unschädlich machen. Sie tragen auch zu einer verbesserten Zell-Zell-Kommunikation, also dem Austausch zwischen den Zellen, bei, vor allem bei Nerven- und Hirnzellen. Eine Ernährung, die reich an unverarbeitetem Obst und Gemüse ist, dürfte den Bedarf an essenziellen Zuckerarten gut abdecken. Allerdings ist es ein Irrtum zu glauben, essenzielle Zuckerarten müssten in süßen Lebensmitteln stecken. Zum Beispiel findet sich

- Fucose in Pilzen und Samen,
- Xylose in Gerste und Hefe
- und Mannose in Brokkoli, Kohl und Samen.

Sie entscheiden, was auf den Teller kommt!

Ich habe eben über industriell verarbeitete, raffinierte und aus Rohstoffen aus konventioneller Landwirtschaft stammende, tote Kohlenhydrate gesprochen und darüber, wie Weißbrot und andere Weißmehlprodukte, Nudeln, Zucker, Kartoffelerzeugnisse und industriell verarbeitete Lebensmittel generell sich beim Abnehmen als Ihre größten Feinde erweisen können. Essen Sie sie, solange Ihr Körper danach verlangt, denn möglicherweise gibt sich dieses Verlangen mit der Zeit. In der Zwischenzeit aber können Sie Ihre Ernährungsgewohnheiten umstellen und jedes Mal, wenn Sie vor der Wahl stehen, zu den Nahrungsmitteln greifen, die diese toten Kohlenhydrate nicht enthalten. Vorerst einfach jedes Mal, wenn es Ihnen nichts ausmacht, die ungesunden Alternativen links liegen zu lassen, ist eine perfekte Methode, die Dinge zu beschleunigen.

Ein Beispiel: Sie essen außer Haus und haben die Wahl zwischen zwei Menüs: Menü Eins besteht aus Käsemakkaroni, Menü Zwei aus Grillhähnchen mit Mandelkruste, Salat mit Honig-Balsamico-Dressing und Spargelspitzen an Sauce Hollandaise. Die bessere Wahl ist ganz klar Menü Zwei.

Spät nachts sollten Sie auf gar keinen Fall zu leeren Kohlenhydraten greifen, denn so halten Sie die ganze Nacht lang den Fettspeichermodus in Betrieb.[20] Und das heißt, Sie werden buchstäblich über Nacht dick. Besser, Sie essen sie zum Frühstück oder zum Mittagessen, denn dann stehen die Chancen günstiger, den darin enthaltenen Zucker zu verwerten, anstatt ihn in die Fettzellen einzuspeichern. Kombinieren Sie dazu essenzielle Fette, Proteine, Ballaststoffe oder gleich alle drei auf einmal. Verzehren Sie die Fette, Proteine und Ballaststoffe am besten vor den toten Kohlenhydraten, denn das verlangsamt die Aufnahme des Zuckers in den Blutkreislauf. Und falls Sie auswärts essen, empfiehlt es sich, das Brot immer *nach* der Vorspeise zu essen, oder nachdem Sie mit der Hauptspeise begonnen haben. Wählen Sie möglichst Vollkornbrot oder Brot mit hohem Vollkornanteil, da es mehr Ballaststoffe, essenzielle Fette und Proteine enthält.

Hier meine kleine, ganz persönliche Hitliste verschiedener Brottypen:

1. **Ganzkornbrot:** Sie sind aus ganzen Körnern gemacht, nicht aus gemahlenen, und sehr gesund. Einige sind ausgesprochen schmackhaft, haben aber nicht unbedingt den gewohnten Brotgeschmack. Die Brotscheiben lassen sich sehr gut toasten und sind zum Beispiel mit Bananenscheibchen belegt ein echter Gaumenschmaus. Oder zaubern Sie sich ein leckeres Sandwich mit Garnierungen aus Sprossen, Avocado, Hühnchen, diversen Aufstrichen oder was Ihnen sonst noch einfällt. »Körnerbrote« sind übrigens nicht unbedingt Ganzkornbrote, sondern bestehen meist aus normalem Mehl und sind mit Körnern aufgepeppt.

2. **Vollkornbrot:** Für Vollkornbrote wird das ganze Korn vermahlen.

3. **Weizenfreies Bio-Brot:** Brot aus biologisch angebautem Getreide wie Dinkel, Roggen oder Hafer.

4. **Glutenfreies Brot:** Diese Brote bestehen meist vorwiegend aus Reis- oder Maismehl und sind als glutenfrei gekennzeichnet. Gluten ist eine klebrige Substanz ohne Nährstoffe, ein Eiweiß, das bei vielen Menschen die Verdauung und Verstoffwechselung der Nahrungsmittel negativ beeinflusst. Gluten ist in zahlreichen Getreidesorten – so etwa in Weizen oder Roggen – enthalten.

5. **Selbst gebackenes Brot:** Kaufen Sie ungemahlenes Biogetreide im Reformhaus oder Bioladen und mahlen Sie es in einer Kaffeemühle. Probieren Sie die Kombination verschiedener Getreidearten, Varianten mit Nüssen, Saaten und Früchten aus. Optimal erhalten bleiben die Nährstoffe, wenn Sie das Getreide sofort nach

dem Mahlen verbacken. Am einfachsten geht die Brotherstellung übrigens mit einem Brotbackautomaten, wie sie inzwischen von zahlreichen Firmen für den Hausgebrauch angeboten werden.

Brot aus konventionell erzeugtem Weizen – egal, ob aus dem ganzen Korn oder aus Auszugsmehl bzw. Weißmehl – ist wesentlich schlechter für den menschlichen Organismus als die hier aufgeführten Alternativen. In Weizen aus konventioneller Landwirtschaft lassen sich über zwanzig verschiedene Pestizide, Stabilisatoren, Konservierungsstoffe und Fungizide nachweisen. Er enthält keinerlei Nährstoffe mehr, und die toxischen Nebenprodukte hemmen die Aufnahme von Nährstoffen aus anderen Speisen.[21]

Das ist der unschlagbare Vorteil, der für den Verzehr von Getreide, Obst und Gemüse aus biologischem Anbau spricht: Sie haben eine erstklassige Qualität, wie sie nur Bioprodukte aufweisen. Genau daran mangelt es nämlich den zerkochten, hypermodern verarbeiteten, künstlich geschmacksverstärkten, toten Lebensmitteln, die unsere moderne, tägliche Kost heute ausmachen. Doch es gilt: Qualität ist Vitalität – und damit pure Lebensenergie.

11 Lebensenergie – Der essenzielle Nährstoff ohne Kalorien

Es gibt ein weiteres Nahrungselement, das unser Körper braucht, das aber nichts mit Kalorien, Proteinen, Fetten, Kohlenhydraten oder diversen biochemischen Nährstoffverbindungen zu tun hat. Die Rede ist von der Lebensenergie in der Nahrung selbst. Wenn wir uns mit frischen, biologisch wirksamen Nahrungsmitteln ernähren – ich nenne sie auch »lebendige Nahrungsmittel« –, nehmen wir die Lebensenergie, die darin steckt, in uns auf.

Kulturen rund um die Welt sind im Laufe der Menschheitsgeschichte zu der Überzeugung gelangt, dass alle lebenden Organismen von einer feinstofflichen Energie umgeben, durchdrungen und beseelt sind. Diese Energie ermöglicht Leben und wandelt Gedanken in Taten um. Ohne sie könnte das vegetative Nervensystem unser Herz nicht schlagen und unser Blut nicht zirkulieren lassen. Ist diese Energie nicht mehr da, dann ist die Verbindung gekappt und wir sterben. Der Körper selbst ist dann nur noch eine hochkomplexe Struktur aus verfaulenden chemischen Verbindungen.

Die Lebensenergie hat je nach Kulturkreis viele Namen – Chi oder Qi, Prana, Shakti, Lebensenergie, feinstoffliche Energie oder in neuerer Zeit auch Orgone und Biophotone, um nur einige zu nennen. In unserem Körper fließt diese Lebensenergie entlang bestimmter Bahnen, die in der chinesischen Medizin Meridiane heißen und auf denen die Akupunkturpunkte liegen. In der traditionellen indischen Heilkunst, dem Ayurveda, werden diese feinstofflichen Energieleitbahnen »Nadis« genannt.

Fließt nicht genug dieser Lebensenergie durch unseren Körper oder sind die Energiekanäle (Meridiane) blockiert, neigen wir zu Krankheiten und Erschöpfung. In der chinesischen Medizin geht man davon aus, dass Stress, Schadstoffe, pessimistische Gedanken und negative Emotionen Blockaden im Fluss der feinstofflichen Energie bewirken, und dass diese Blockaden die eigentliche Ursache aller Krankheiten und Depressionen sind. Jede Krankheit manifestiert sich nach der chinesischen Medizin zunächst in einer Energieblockade, bevor sie schließlich als ein körperliches Leiden zum Ausdruck kommt.

Blockierte Energie stagniert, und Stagnation, also Stillstand, heißt Energieverlust. So wie das stehende Wasser in einer Pfütze zum Trinken weniger geeignet ist als das fließende in einem Bach, ist die stagnierende Energie in unserem Körper weniger gesund als die kräftig fließende.

Energielosigkeit – der Todesstoß für alle Abnehmwilligen

Energielosigkeit verursacht Stress, aktiviert die FAT-Programme[22] und macht uns ständig hungrig und müde. Wenn wir uns die ganze Zeit über matt und erschöpft fühlen, haben wir ein großes Verlangen nach Zucker, um unsere Energie anzukurbeln. Das führt dazu, dass wir letztendlich Junkfood konsumieren, um den Tag durchzustehen. Wir sind zudem leichter reizbar und neigen vermehrt zu negativen Gedanken. Das aber führt nur zu weiterem Stress, weiteren negativen Emotionen, weiteren Energieblockaden und weiteren Energieverlusten – ein echter Teufelskreis.

Sie können Energieblockaden auflösen, indem Sie Stress, negative Gedanken und negative Emotionen reduzieren. Wir haben im vorangegangenen Kapitel bereits darüber gesprochen. Außerdem gewinnt man rasch wieder neue Energie, indem man mehr Zeit draußen in der Natur verbringt.

Im heutigen Weltraumzeitalter interagieren wir recht selten mit den Elementen unserer natürlichen Umgebung. Dabei ist Lebensenergie überall in der Natur vorhanden. Sonne, Luft, Wasser, Erde, Bäume, Berge, Wiesen – all diese Dinge haben ihre eigene Energie, die wir aufnehmen, wenn wir uns in ihrer Umgebung aufhalten. Bis vor Kurzem noch haben wir Menschen die meiste Zeit draußen im Freien verbracht, waren mit dieser Energie in Berührung und haben sie aufgenommen. Heute verbringen wir die meiste Zeit drinnen, abgeschnitten von der nährenden, stärkenden Lebenskraft der Natur, werden kraftlos und hungern nach Lebensenergie.

Sie können diese Energie auch nachführen, indem Sie nach Möglichkeit lebendige Nahrung essen, also frisches und unverarbeitetes Obst, Salate und Rohkost. Derzeit konzentrieren sich Ernährungsexperten auf die Dinge, von denen sie sicher sind, dass sie existieren – als da wären Kalorien, Kohlenhydrate, Proteine, Fette, Vitamine, Mineralstoffe, Antioxidantien, Pflanzennährstoffe (Phytonährstoffe) und dergleichen. Doch das sind alles lediglich biochemische Verbindungen, mögen sie auch lebenswichtig sein. Trotzdem ergibt sich damit kein vollständiges Bild. Die klassische Wissenschaft erkennt die Lebensenergie nicht als ein essenzielles Element in der Nahrung an, und zwar aus einem einfachen Grund: Es gibt derzeit keinerlei wissenschaftliche Instrumente, mit denen sich diese Energie nachweisen, identifizieren oder in ihrem Fluss nachverfolgen ließe. Aber von Bakterien haben wir ja auch nichts gewusst, bis irgendwer das Mikroskop erfunden hat, und Radiowellen waren unbekannt, bis der Funkempfänger erfunden war.

Nun ist der Mensch unendlich viel komplexer als jede der biochemischen Substanzen, aus denen unser Körper besteht. Und lebendige

Nahrung ist unendlich viel nahrhafter als ihre einzelnen chemischen Bestandteile es sind. Heute ist nahezu jedes Lebensmittel eingedost, verpackt, verarbeitet oder vorgekocht und daher tot und ohne Energie. Die Tendenz, mehr tote und weniger lebendige Lebensmittel zu essen, hat sich während der vergangenen fünfzig Jahre rasant beschleunigt – in etwa mit der gleichen Geschwindigkeit, wie Übergewicht und Fettleibigkeit sich ausgebreitet haben.

Licht ist Leben

Neuere Studien scheinen die Auffassung zu bestätigen, dass es tatsächlich diese unsichtbare energetische Komponente in der Nahrung ist, die unser Körper benötigt. Insbesondere die Ermittlung von Photonenemissionen liefert hier interessante Ergebnisse. Jeder lebende Organismus strahlt Biophotonen oder ultraschwaches Licht ab (eine äußerst geringintensive Luminiszenz mit einer Wellenlänge zwischen 200 und 800 Nanometern). Von dieser Lichtenergie glaubt man, dass sie während der Photosynthese in der DNA von Pflanzen gespeichert und fortlaufend über die Zellen weitergeleitet wird.

Dies führte einige Wissenschaftler zu folgendem Schluss: Je höher die Lichtenergie, die über die Zellen mit der Nahrung aufgenommen und ausgesendet wird, desto höher fällt der Wert aus. Die Lichtenergie kommt von der Sonne, und je mehr Sonnenlicht auf der Zellebene eines Nahrungsmittels gespeichert werden kann, desto größer ist die Menge dieser Energie, die an den Menschen, der das Nahrungsmittel verzehrt, abgegeben wird.[23]

Vitamin D als Bindeglied

Die Beweise mehren sich, dass der Verzehr lebendiger Nahrungsmittel sowie der Aufenthalt im Sonnenlicht die FAT-Programme abstellen, was offenbar in Zusammenhang mit dem Vitamin-D-Spiegel im Körper steht. Wie genau dieser Zusammenhang sich gestaltet, wird gerade erst erforscht. Immer mehr statistisches Material scheint zu belegen, dass Fettsucht in einem direkten Zusammenhang mit Vitamin-D-Mangel steht, und die beste Vitamin-D-Quelle ist das Sonnenlicht.[24]

Neuesten Studien zufolge haben Rohköstler, also Menschen, die sich ausschließlich von ungekochten pflanzlichen Lebensmitteln ernähren, nachweislich höhere Vitamin-D-Werte im Blut als andere Menschen.[25] Das ist erstaunlich, wenn man bedenkt, dass Fleisch lange Zeit als die einzige Vitamin-D-Quelle galt. Eine mögliche Erklärung dafür ist, dass lebendige Nahrung die gleichen energetischen Komponenten enthält wie das Sonnenlicht und der menschliche Organismus diese feinstoffliche Energie in Vitamin D umwandelt – so wie er das auch mit Sonnenlicht tut. Wohlgemerkt will ich Sie hier nicht überreden, zum Veganer oder Sonnenanbeter zu werden; ich möchte nur, dass Sie mehr Wert auf lebendige Nahrungsmittel legen, indem Sie sie möglichst häufig auf Ihren Speisezettel setzen, und dass Sie möglichst optimal geschützt die Sonne genießen.

Mit dem Verzehr lebendiger Nahrung nehmen wir Leben auf. Tote Nahrung hingegen bringt uns näher an den Tod. Wie hoch unser täglicher Kalorienbedarf ist, soll dabei nicht die Frage sein. Die eigentliche Frage sollte lauten: Wie hoch ist unser täglicher Bedarf an Lebensenergie, und auf welchem Wege können wir sie bekommen?

Kalorien und Lebensenergie haben nichts miteinander zu tun. Wir können fünftausend Kalorien am Tag zu uns nehmen, wenn wir aber nicht auf unsere tägliche Dosis an Lebensenergie kommen, fühlen wir uns möglicherweise nicht satt. Bekommen wir hingegen die notwendige Lebensenergie, nach der unser Körper verlangt und die in einigen hochaufgeladenen, kostbaren Kalorien steckt, fühlen wir uns vollkommen satt und zufrieden. Diese Energie macht unser Wohlgefühl aus, nicht die kurzlebige, süchtig machende Wirkung toter und industriell verarbeiteter Esswaren.

Immer wenn die Wissenschaft einen neuen essenziellen Wirkstoff in der Nahrung entdeckt, stellt sich heraus, dass er einzig und allein in lebendiger Nahrung vorkommt; durch die industrielle Verarbeitung wird dieser Wirkstoff entweder beeinträchtigt oder völlig beseitigt. Doch die Unternehmen finden für gewöhnlich immer einen Weg, um jedes noch so teure Nahrungsergänzungsmittel zu vermarkten, das den verlorenen gegangenen Wirkstoff ersetzen soll. Dabei würde unsere Gesundheit in jeglicher Hinsicht sehr viel mehr profitieren, wenn wir einfach auf mehr lebendige Nahrung umstellen würden.

Darin, den Lebensmitteln zuerst alle essenziellen Nährstoffe zu entziehen, um sie uns dann portionsweise in Pillenform wieder zu verkaufen, steckt eine traurige Ironie. Da frage ich mich, ob man auch versuchen würde, Lebensenergie zu vermarkten, sofern der Wert und die wichtige Rolle, die sie für unsere Ernährung spielt, allgemein anerkannt und etabliert wären.

Was also lässt sich tun gegen den Mangel an Lebensenergie?

Das Wichtigste für uns Menschen ist die Nahrung. Aus ihr schöpfen wir Lebenskraft und Energie, und die steckt vor allem in lebendiger Nahrung, in regionalen Saisonprodukten aus biologischem Anbau. Lebensmittel mit lebendigen Baustoffen wie Chlorophyll liefern uns die größte Energie (Chlorophyll ist ein grüner Farbstoff in Pflanzen, der das Licht der Sonne in Vitalstoffe, sprich Energie, umwandelt). Sämtliche Salatsorten und Sprossen enthalten dieses wertvolle Chlorophyll – je grüner, desto besser! Der Saft von Keimlingen des Weizens, der als Weizengrassaft angeboten wird, liefert uns die meiste Sonnenenergie in Form von Chlorophyll (mehr dazu auf Seite 173).

Tanken Sie Sonne und visualisieren Sie Ihren Idealkörper

Um Lebensenergie zu bekommen, reicht der Verzehr von lebendiger Nahrung allein nicht aus. Nehmen Sie sich täglich ein paar Minuten Zeit, um an die Luft, hinaus in die Natur zu gehen. Ich weiß, das lässt sich nicht immer einrichten, vor allem wenn man in einer Großstadt lebt. Aber vielleicht können Sie in Ihren Pausen einen nahegelegenen Park aufsuchen und zumindest etwas Zeit in der Sonne verbringen. Als ich noch in New York City lebte, kam es vor, dass ich den ganzen Winter über keinen Sonnenstrahl gesehen habe (als ich morgens zur Arbeit ging, war es noch nicht hell, und als ich abends nach Hause ging, war es schon wieder dunkel). Bäume oder Wiesen bekam ich nur selten zu Gesicht. Mein Körper aber hungerte nach der Natur, und genau das war ein nicht unwesentlicher Faktor, der zu meinem Gewichtsproblem beigetragen hat.

Nutzen Sie die Sonne als Energiespender für Ihre Lebenskraft!

Die folgende Übung eignet sich sehr gut, um sich mehr Lebensenergie direkt von der Sonne einzuverleiben – im wahrsten Sinne des Wortes. Sie basiert auf den fünftausend Jahre alten chinesischen, taoistischen Qigong-Übungen. Sie mag Ihnen etwas komisch vorkommen, aber sie funktioniert, so viel kann ich Ihnen versichern (ein Versuch kann also nicht schaden!).

Übung für mehr Lebenskraft: »Sonne essen«

- Stellen Sie sich aufrecht hin, möglichst im Freien und möglichst barfuß auf Gras, sofern Sie die Möglichkeit dazu haben und es Ihnen angenehm ist. Wenden Sie den Blick zur Sonne und schließen Sie die Augen. Die Hände halten Sie mit offenen Handflächen von sich gestreckt. Baden Sie Gesicht, Hände und den ganzen Körper in der Sonne.
Konzentrieren Sie sich gedanklich auf Ihre Stirn und visualisieren Sie, wie Sie das Licht der Sonne in die Stirn einatmen. Spüren Sie, wie Ihr Gehirn von der Sonne erfüllt wird. Atmen Sie das Sonnenlicht regelrecht durch Ihre Stirn ein!

- Verharren Sie eine Minute lang in dieser Position, während Sie das Licht der Sonne weiter durch die Stirn einatmen.

- Öffnen Sie nun den Mund und schlucken Sie die Luft und das Licht der Sonne in Ihren Bauch. Halten Sie dann die Luft an, während Sie die Handflächen sinken lassen und Arme, Bauch, Gesäßmuskeln und Beine leicht anspannen. Stellen Sie sich vor, wie die Energie der Sonne in Knochen, Muskeln und Gesäß aufgenommen wird.

- Verharren Sie einen Moment in dieser Position und fühlen Sie, wie das Sonnenlicht Ihre Knochen bis ins Mark durchdringt und dort gespeichert wird.

- Nun atmen Sie aus und entspannen. Dann holen Sie wieder Luft und wiederholen das Ganze so oft Sie wollen. Ich für meinen Teil mache diese Übung drei- bis viermal hintereinander.

- Am Ende entspannen Sie sich und genießen noch einmal die Sonne auf Ihrem Gesicht.

Falls Sie sich trauen, diese Übung auch in der Öffentlichkeit zu praktizieren, setzen Sie sich auf eine Bank in die Sonne, möglichst in einer ruhigen Ecke in einem Park. Während Sie nun hin und wieder so tun, als würden Sie gähnen, schlucken Sie etwas Sonnenlicht. Spannen Sie dabei Ihre Muskeln leicht an und stellen Sie sich vor, wie die Lebenskraft in Ihre Knochen aufgenommen wird. Oder setzen Sie sich einfach ruhig hin und lassen Sie die Sonne Ihre Stirn bescheinen. Auch das bringt ungemein viel. Es gibt mittlerweile schlagkräftige Beweise dafür, dass Sonnenlicht viel dazu beiträgt, die FAT-Programme abzuschalten.[26]

Nachdem Sie die Übung beendet haben, stellen Sie sich in die Sonne und malen sich gedanklich aus, Sie befänden sich in Ihrem Idealkörper. Die ganze Übung sollte nicht mehr als zwei bis fünf Minuten in Anspruch nehmen.

Sich mit ausreichend essenziellen Nährstoffen und Lebensenergie zu versorgen ist ein Teil der Gleichung. Doch egal, wie frisch und nahrhaft die Lebensmittel sind, wenn wir nicht fähig sind, sie richtig zu verdauen, und die Nährstoffe nicht in unsere Körperzellen gelangen, hungern wir nach wie vor.

12 Der Weg der Nährstoffe in die Körperzellen

Selbst wenn wir unseren Körper mit all den Nährstoffen versorgen, nach denen er verlangt, heißt das noch immer nicht, dass wir ihn auch ernähren. Wir können nicht unbedingt davon ausgehen, dass alles, was wir uns in den Mund schieben, auch tatsächlich in unseren Körperzellen ankommt. Nach der Nahrungsaufnahme müssen zunächst drei Hürden überwunden werden, bevor die Speisen vollständig verwertet sind:

- Wir müssen die Nahrung verdauen, also in kleinere Grundbausteine zerlegen, die der Organismus dann als Rohstoffe benutzt.
- Diese Rohstoffe müssen danach in die Körperzellen geleitet werden.
- Sind sie dort angelangt, müssen sie in die Zellen eingebaut werden.

Der Transport der Nährstoffe aus dem Verdauungstrakt und die schrittweise Umwandlung der körperfremden Stoffe ermöglichen es den Zellen, die Nährstoffe aufzunehmen. Diesen Prozess bezeichnet man als Assimilation – die letzte Station im Verdauungsprozess. Findet dieser Prozess nicht statt, wird der Körper schlichtweg nicht ernährt, und wir hungern immer weiter.

Die Rolle der Enzyme bei der Verdauung

Ein Aspekt, der die Fähigkeit, Nahrung richtig und vollständig zu verdauen und zu assimilieren, beeinträchtigt, ist der Mangel an Verdauungsenzymen. Chemisch gesehen sind Enzyme Eiweißmoleküle, die die Fähigkeit haben, biochemische Reaktionen in unserem Körper zu veranlassen und zu beschleunigen: sie sind die Arbeitspferde allen Lebens auf der Erde. Wo es Leben gibt, da gibt es auch Enzyme, die in irgendeiner Weise tätig sind. Es gibt tausenderlei verschiedene Enzymarten in unserem Körper, die jeweils eine spezifische Funktion im Organismus erfüllen und beispielsweise an Körperbewegungen oder Herz-Kreislauf-Aktivitäten mitwirken oder Toxine bekämpfen. Aufgabe der Verdauungsenzyme ist es, die Nahrung in ihre Einzelteile zu zerlegen, um sie so für den Stoffwechsel verwertbar zu machen. Ein Mangel an Verdauungsenzymen führt dazu, dass wir die Nährstoffe aus der zugeführten Nahrung nicht in einer Form herausfiltern können, die unserem Körper nützt. In der Folge brauchen wir größere Nahrungsmengen, um unseren Körper zu ernähren, da wir zu wenig Nährstoffe bekommen.

Es gibt einen engen Zusammenhang zwischen einem Mangel an Verdauungsenzymen und Fettsucht.[27] Gründe für einen solchen Mangel gibt es viele. Hier einige davon:

- **Industrielle Lebensmittelverarbeitung:** Durch die industrielle Verarbeitung werden die Enzyme in unseren Lebensmitteln zerstört oder beseitigt. Lebendige, biologisch aktive Lebensmittel enthalten Enzyme; diese Enzyme sind es, die eine Frucht oder ein Gemüse reifen lassen. Wenn wir etwas essen, das lebendige, aktive Enzyme enthält, nutzt unser Körper diese Enzyme zusammen mit den Körperenzymen, um die Nahrung möglichst vollständig zu verdauen. Das Erhitzen und Verarbeiten von Lebensmitteln jedoch zerstört die darin enthaltenen Enzyme und zwingt unseren Körper, mehr eigene Verdauungsenzyme zu produzieren – sofern er dazu fähig ist.
- **Industrielle Anbaumethoden:** Pestizide, Herbizide, chemische Düngemittel und Bestrahlung mindern die Menge an biologisch

aktiven Verdauungsenzymen in der Nahrung. Fast alle Lebensmittel, die wir heute konsumieren, sind entweder vollständig frei von oder bedenklich arm an lebenden Enzymen. Damit wird der Körper gezwungenermaßen zurückgeworfen auf seine Fähigkeit, die zur Verdauung notwendigen Enzyme allein zu produzieren. Dadurch kommt es zu einer übermäßigen Belastung der Bauchspeicheldrüse, wo die Verdauungsenzyme gebildet werden. Und um das Ganze noch schlimmer zu machen, kämpfen gleich etliche andere Körpersysteme um diese Enzyme. Das Immunsystem zum Beispiel nutzt die Enzyme, um Fremdkörper in unserem Blut zu erkennen und »aufzufressen«. Diese unglückliche Kombination – das Fehlen der wertvollen Enzyme in der Nahrung und der ständige Enzymbedarf unseres Immunsystems – erzeugt einen chronischen Mangel an Verdauungsenzymen.

- **Zubereitungstemperatur:** Abgesehen von der Tatsache, dass der Kochvorgang die biologisch aktiven Verdauungsenzyme in den Nahrungsmitteln zerstört, werden die Verdauungsenzyme des Körpers träge, wenn wir Speisen essen, die heißer sind als unsere Körpertemperatur. Das wiederum führt nicht nur zu Fäulnisprozessen im Darm, die dem Verdauungsapparat ordentlich zu schaffen machen, sondern auch zu dem Bedürfnis nach immer noch mehr Nahrung, um die Nährstoffe, die wir brauchen, zu bekommen.

- **Psychischer und emotionaler Stress:** Stress leitet Körperenergie und Blut aus den Verdauungsorganen ab und mindert so die Produktion körpereigener Verdauungsenzyme. Hält die Stressbelastung zu lange an und wird zu einem chronischen Zustand, kommt es zu Verdauungsstörungen.

Wie Bakterien und Mikroben die Verdauung unterstützen

Ein weiterer Grund für ein gestörtes Verdauungs- und Assimilationsvermögen ist der Mangel an »guten« Darmbakterien. Vor vielen Jahren waren unsere Böden, in denen unsere Lebensmittel angebaut wurden, von unzähligen Mikroben (Kleinstlebewesen) bevölkert, unentbehrlichen Helfern für eine effektive Verdauung und Anpassung der Nährstoffe an den Körper sowie für die Beseitigung von Giftstoffen aus dem Verdauungstrakt. Pestizide, Herbizide und chemische Düngemittel töten diese Bakterien ab. Die landwirtschaftliche Überbeanspruchung der Böden hat einen Verlust von Bodennährstoffen und Bakterien zur Folge, die nicht wieder in die Böden eingetragen werden. Die wenigen noch verbleibenden nützlichen Mikroorganismen zerstören wir dann durch das Kochen und die industrielle Verarbeitung der Lebensmittel.

Auch Antibiotika und chloriertes Wasser zerstören Mikroorganismen und »gute« Bakterien in unserem Verdauungstrakt. Die guten Bakterien, die wir der Nahrung entzogen haben, sind für immer verschwunden. Eine Möglichkeit, den Darm wieder damit aufzufüllen, gibt es nicht, was dazu führt, dass Magen und Darm stattdessen mit ungesunden Bakterien und Pilzen besiedelt werden wie Hefen und Hefepilzen der Gattung Candida. Diese Pilzarten bewirken ein Verlangen nach Weißmehlprodukten und Zucker, um ihren eigenen Bedarf zu befriedigen. So hemmen wir nicht nur unsere körpereigene Fähigkeit, Nährstoffe zu verdauen und zu assimilieren, sondern wir bekommen auch unnötig Appetit auf Junkfood. Nach längerer Einnahme von Antibiotika zum Beispiel empfiehlt sich eine Kur mit Probiotika, Produkten, in denen lebensfähige Mikroorganismen enthalten sind, die das Wachstum der noch im Darm befindlichen guten Mikroorganismen anregen.

Andernfalls wäre Ihr Darm rasch dicht besiedelt mit Pilzen, Parasiten und schädlichen Bakterien.

Trennkost fördert die Verdauung

Vor der landwirtschaftlichen Revolution gehörten weder Getreide- noch Milchprodukte zum menschlichen Speiseplan. Getreide- und Milchprodukte mit Fleisch und Wurst zu kombinieren, verursacht eine weitere Verdauungshürde. Fleisch wird in unserem Magen in einer extrem sauren Umgebung verdaut; Getreide, Stärke und Milchprodukte brauchen hingegen ein eher basisches Milieu. Wenn wir nun beides zugleich essen, wird weder das Fleisch noch die Stärke richtig verdaut.

Am besten, Sie essen das Fleisch vor den Getreide- und Milchprodukten, da beides dann besser verdaut werden kann. Ein weiterer Vorteil besteht darin, dass der Zucker aus dem Getreide dann langsamer in den Blutstrom abgegeben wird. Für eine erfolgreiche Gewichtsreduktion ist die langsame Abgabe von Zucker in das Blut ganz entscheidend.

Probleme bei der Umsetzung von Nährstoffen

Jegliche Nährstoffe, die der Organismus aus den Lebensmitteln, die wir essen, extrahiert, müssen das Blut ungehindert durchfließen können, um in all die Zellen zu gelangen, in denen sie benötigt werden. Wenn die Durchblutung beeinträchtigt ist, weil Blockaden im Kreislaufsystem bestehen, dann werden viele Zellen nicht ausreichend ernährt.

Haben die Nährstoffe ihr Ziel erreicht, müssen sie in die Zellen eingebaut werden. Sind die FAT-Programme in Betrieb, verlieren Muskel- und Fettzellen ihre Fähigkeit, auf Insulin zu reagieren, sie werden insulinresistent.[28] Wie die meisten von Ihnen wissen werden, hat das Insulin die Funktion, den Blutzuckerspiegel zu regulieren. Dass es eine weitere Funktion hat, nämlich die Zellen aufzuschließen, damit bestimmte Nährstoffe eindringen können, ist weniger bekannt. Wenn die FAT-Programme laufen, reagieren viele Zellen also nur eingeschränkt auf das freigesetzte Insulin. Die Nährstoffe können nicht in die Zelle eindringen, und die Zelle wird nicht ausreichend ernährt.

Magnesium zum Beispiel ist ein Element, das Insulin benötigt, um in die Zellen zu gelangen.[29] Reagieren die Zellen aber nicht auf Insulin, können Sie so viele Magnesiumpräparate einnehmen, wie Sie wollen, den Magnesiummangel beheben Sie damit nicht.

Magnesiummangel verursacht chronische Müdigkeit und Erschöpfungszustände,[30] und chronische Erschöpfung sowie Stresserkrankungen führen zu Magnesiummangel – ein wahrer Teufelskreis kommt in Gang.

Wenn die FAT-Programme nun weiterlaufen, macht das die Zellen erst recht resistent gegen das Insulin, und das wiederum macht es umso schwerer für das Magnesium und andere lebenswichtige Stoffe, in die Zellen zu gelangen. Die verbreitete moderne Ernährungsweise mit vorwiegend verarbeiteten Produkten bringt das natürliche Verdauungssystem des Körpers völlig aus dem Lot. Auch wenn ein kleiner Prozentsatz der zugeführten Nahrung unsere Zellen am Ende ernähren mag – es reicht nicht, denn unser Körper braucht heute keine anderen Nährstoffe als zu Zeiten unserer Steinzeitvorfahren und verlangt deshalb immer weiter nach mehr und mehr Nahrung. Das, verbunden mit der Tatsache, dass viele sogenannte »Lebensmittel« heute kaum mehr Nährstoffe enthalten, lässt unschwer erkennen, warum so viele Menschen in einem Zustand chronischer Mangelernährung feststecken.

Übergewicht und Parodontose

Es gibt immer mehr Anzeichen dafür, dass die Krankheitserreger der Parodontose im Mund in Zusammenhang mit den FAT-Programmen zu sehen sind.[31] Es kann kein Zufall sein, dass ein sehr großer Prozentsatz der fettleibigen Menschen auch von Parodontose betroffen ist. Die Krankheitserreger breiten sich bis in den Verdauungstrakt aus, töten dort die »guten« Bakterien und behindern die Aufnahme der Nährstoffe in die Zellen. Von daher kann eine professionelle Zahnreinigung einmal im Monat nicht schaden, zumindest im ersten halben Jahr, nachdem Sie Ihr Abnehmprogramm mit der Gabriel-Methode gestartet haben. Sie sollten die Zähne regelmäßig putzen und auch Zahnseide verwenden. Es gibt heute auch Zahnpasten mit probiotischen Zusätzen, die ich sehr empfehle, da sie Krankheitserreger bekämpfen und für eine gesunde Mundflora sorgen (für nähere Informationen dazu besuchen Sie meine Webseite gabrielmethod.com).

Sobald Sie Ihre Ernährung auf gesündere Kost umgestellt haben, dürften Zahnfleischerkrankungen kaum mehr ein Problem sein. Achten Sie im ersten halben Jahr dennoch verstärkt auf Ihre Mundhygiene.

Und die Lösung?

Alle lebendigen Lebensmittel enthalten Verdauungsenzyme. Stammen sie aus biologischem Anbau, enthalten sie zudem Verdauungsmikroben. Während milchhaltige Nahrungsmittel an sich nicht gut verdaulich sind, sind Joghurt und Kefir, ein fermentiertes, enzymreiches Milchgetränk, eine wunderbare Quelle für nützliche Bakterien. Joghurt und Kefir sowie milchhaltige Nahrungsmittel ganz allgemein sind sehr viel wirksamer, wenn sie aus ökologischem Landbau stammen. Schafs- und Ziegenmilch sind wesentlich besser verdaulich als Kuhmilchprodukte. Fermentierte Lebensmittel, wie Nährhefe und Tempeh (ein traditionsreiches indonesisches Produkt aus fermentierten Sojabohnen), sind ebenfalls reich an Verdauungsenzymen.

Ich empfehle zusätzlich die tägliche Einnahme von Verdauungsenzymen und probiotischen Nahrungsergänzungsmitteln, obgleich ich sonst nicht viel von einer übermäßigen Zufuhr solcher Präparate halte.

Enzyme zur Unterstützung der Verdauung sind in Kapsel- oder Pulverform erhältlich und enthalten die gleichen Verdauungsenzyme, die unser Körper produziert. Insbesondere für die Fettverdauung sind die aus Pflanzen gewonnenen Enzyme den zumeist aus Schweinen gewonnenen tierischen Enzymen überlegen, da sie in einem sehr breiten pH-Bereich aktiv sind. Die Kapseln können Sie zu den Mahlzeiten einnehmen, mindestens einmal am Tag, am besten gleich zum Frühstück. Sie können die Kapseln auch aufbrechen und den Inhalt über die Speisen streuen. So können die Enzyme die Nahrung andauen, noch ehe Sie sie im Mund haben.

Ein Probiotikum, ob in Kapsel- oder Pulverform, ist eine Zubereitung, die gute Bakterien und Verdauungsmikroben enthält. Sie trägt dazu bei, die FAT-Programme abzuschalten, indem sie die

Produktion proinflammatorischer Zytokine mindert.[32] Wählen Sie also am besten ein Probiotikum, das zahlreiche unterschiedliche Bakterien und Verdauungsmikroben enthält. Es empfiehlt sich, Probiotika gleich morgens auf nüchternen Magen einzunehmen. Achten Sie außerdem darauf, dass Sie sie nach einer Einnahme von Antibiotika mindestens vier Wochen lang morgens und abends zuführen.

13 An was mangelt es Ihnen sonst noch?

Chronische Dehydration – Flüssigkeitsmangel

Die Erde ist zu über 70 Prozent mit Wasser bedeckt, aber auch der Mensch besteht zu mindestens 70 Prozent aus Wasser. Wasser ist lebensnotwendig. Ohne Wasser würde der Mensch binnen drei Tagen verdurstet sein.

Schätzungen zufolge befinden sich 75 bis 80 Prozent der Weltbevölkerung in einem Zustand der chronischen Dehydration (Flüssigkeitsmangel)[33], und chronische Dehydration ist ein körperliches Stressmoment, das die FAT-Programme aktiviert. Die Dehydration wird häufig mit Hunger verwechselt, und so essen wir oft, obwohl wir eigentlich Durst haben. Sie zeigt sich auch in einem unbändigen Verlangen nach Süßigkeiten und Limonaden – also genau nach den Dingen, die wir beim Abnehmen meiden sollten.

Alle Ernährungsexperten empfehlen, viel zu trinken, und sind sich zum Großteil darin einig, dass man täglich mindestens acht Gläser Wasser trinken sollte. Einige Experten meinen, dass sich die tägliche Mindestmenge an Wasser nach einer einfachen Formel errechnen lässt: 0,03 Liter Wasser auf 1 Kilo Körpergewicht. Für einen 80 Kilo schweren Menschen wären das 2,4 Liter Wasser oder zehn Gläser am Tag.

Trinken Sie am besten vor dem Essen, denn das zügelt den Appetit; ich persönlich trinke vor jeder Mahlzeit zwei Gläser Wasser. Wer Durst hat, isst häufig, statt zu trinken. Sie müssen also den Durst zunächst als Durst wahrzunehmen lernen. Dehydration verursacht Hunger, nicht Durst, denn irgendwann in grauer Vorzeit enthielten fast alle Nahrungsmittel Wasser. Unser Körper ist daher so programmiert, dass er Nahrungsmittel als Flüssigkeitsquelle betrachtet und ein Hungersignal aussendet. Dabei hat er in Wirklichkeit Durst. Der Großteil unserer Nahrung heute enthält kaum mehr Wasser. Oder wie viel Wasser steckt in Bratfisch mit Pommes? Oder in Chips oder Keksen? Und so essen wir munter weiter, weil wir dehydriert sind. Doch der Durst, der »Hunger« nach Wasser, der bleibt.

Wir müssen also mehr trinken, und heutzutage mehr denn je, um die Toxine, die wir mit der Nahrung aufnehmen, aus dem Körper zu spülen. Es gibt heute buchstäblich Tausende von Giftstoffen, die wir unserem Körper zumuten, die es zu Urzeiten nicht gegeben hat.

Unterscheiden zu lernen zwischen Hunger und Durst ist enorm wichtig, eine Lektion, die ich erst nach Jahren begriffen hatte, und die ich bis heute immer wieder aufs Neue lernen muss. Und trotzdem, auch wenn ich inzwischen viel Übung darin habe, Hunger von Durst zu unterscheiden, es gibt immer wieder Zeiten, wo ich erstaunt bin, wie viel Wasser mein Körper benötigt.

Was mir zudem auffällt, ist, dass mein Körper sehr viel durstiger ist, wenn er mit der Fettverbrennung beschäftigt ist. Es braucht viel Wasser, damit der Körper die Abfallprodukte besser ausspülen kann, die sich im Blutstrom während der Fettverbrennung ansammeln.

Wenn man also Durst von Hunger nicht unterscheiden lernt, wird man höchstwahrscheinlich permanent durstig bleiben, insbesondere, wenn man sich von konventioneller, moderner Kost ernährt. Das soll nicht heißen, dass Sie nicht auch mal wirklich Hunger haben, aber Sie werden so gut wie sicher chronisch dehydriert sein. Wenn Sie Ihrem Körper nicht die Flüssigkeit zuführen, die er braucht, wird er weiter Hunger melden und Sie unnötig zum Essen verleiten.

Abends viel zu trinken ist äußerst hilfreich, um nächtliche Hungerattacken zu unterdrücken. Eine Studie der University of Washington an einer Reihe von Testpersonen ergab, dass Wassertrinken am

Abend nächtliche Hungerattacken zu 100 Prozent beseitigt.[34] Wie wichtig das ist, kann ich nicht genug betonen.

Wasser ist am gesündesten, wenn es gefiltert ist, frei von chemischen Zusätzen und möglichst aus einer unverschmutzten Quelle. Geben Sie ein paar Spritzer Zitrone hinzu, das hilft, den Körper zu entgiften. Und vermeiden Sie Wasser aus dem Hahn, falls Sie in einer Gegend leben, in der es stark mit Chlor versetzt ist. Chloriertes Wasser tötet die guten Bakterien im Magen ab.

Was also ist das Rezept gegen chronische Dehydration?

Trinken Sie gleich morgens ein Glas Wasser, dann vor jeder Mahlzeit eines und auch zu den Mahlzeiten. Abends reichlich zu trinken ist ebenfalls wichtig, denn das bekämpft, wie gesagt, nächtliche Hungerattacken. Trinken Sie auch dann, wenn Sie Hunger verspüren, um herauszufinden, ob es sich auch wirklich um Hunger handelt.

Schlaf-Apnoe: Der Mangel an Schlaf und Sauerstoff

Viele übergewichtige Menschen haben das gleiche Problem – sie leiden an Schlaf-Apnoe. Ich persönlich hatte eine besonders schwere Form davon, sie war beinahe lebensbedrohlich. Wer unter Schlaf-Apnoe leidet, wird es kennen: Man hört auf zu atmen, bisweilen Hunderte Male in einer Nacht. Das mag einem nicht immer bewusst sein, da man nicht jedes Mal davon aufwacht, aber es stört den Schlaf. Die Folge davon ist, dass man sich dauerhaft um einen tiefen, gesunden, erholsamen Schlaf bringt.

Grund für die Atemaussetzer ist, dass das weiche Gewebe am hinteren Rachen erschlafft, in sich zusammenfällt und den freien Luftstrom unterbindet. Übergewichtige Menschen sind davon häufiger betroffen, da ihr Nacken schwerer ist und das Gewicht des Nackens auf die Atemwege drückt. Zu meinen »schwergewichtigsten« Zeiten hatte mein Nacken einen Durchmesser von rund 25 Zentimetern. Egal, wie ich mich hinlegte, sobald ich eingeschlafen war, begann ich zu ersticken. Allein in den USA leiden Millionen Menschen an einer mehr oder minder ausgeprägten Form von Schlaf-Apnoe.[35]

Schlaf-Apnoe reduziert den Sauerstoff im Blut auf eine gefährlich niedrige Menge, weshalb der Körper geradezu nach Sauerstoff schreit. Man wird chronisch matt und müde, und das wiederum verursacht bei vielen einen Heißhunger nach Junkfood. Es macht einen auch reizbarer und anfälliger für negative Emotionen, was einmal mehr die FAT-Programme aktiviert. Einfach nur einigermaßen den Tag zu überstehen wird so zu einer echten Herausforderung. Ich war manchmal dermaßen müde, dass ich einschlief – bei Konferenzen, im Auto hinterm Steuer oder mitten in einem Telefongespräch –, sogar wenn ich gerade am Reden war! Abgesehen davon, dass Schlaf-Apnoe müde macht und Heißhunger verursacht, erhöht sie den Cortisolspiegel [36], und ein erhöhter Cortisolspiegel aktiviert ebenfalls die FAT-Programme[37] – ein Teufelskreis. Schlaf-Apnoe lässt einen dicker und dicker werden, und je dicker man wird, desto schlimmer wird die Schlaf-Apnoe.

Was also ist die Lösung des Problems?

Lassen Sie sich auf Schlaf-Apnoe untersuchen

Wollen Sie mehr als 45 Kilos abnehmen? Dann deutet alles darauf hin, dass Sie an Schlaf-Apnoe leiden. Selbst wenn Sie sicher sind, dass dies nicht der Fall ist, weil Sie glauben, gut zu schlafen, sollten Sie auf Nummer Sicher gehen, um diese potenzielle enorme Belastung für Ihren Körper auszuschließen. Gehören Sie zu den Betroffenen, so kann eine Nacht im Schlaflabor zu einer der wichtigsten in Ihrem Leben werden.

Schlaf-Apnoe lässt sich vollständig heilen. Die Behandlung ist ein Muss. Nach meiner Meinung und Erfahrung ist es nahezu unmöglich, Gewicht zu verlieren, wenn die Schlaf-Apnoe unbehandelt bleibt. Die sogenannte CPAP-Therapie (*Continuous Positive Airway Pressure*, »Kontinuierlicher Atemwegsüberdruck«) ist die gängigste Behandlungsmethode. Eine Überdruckbeatmung mit einer Maske während des Schlafs erhöht den Druck auf die Atemwege, verhindert damit einen Kollaps und hält sie frei. Es gibt andere, ähnliche Behandlungsmethoden.

Suchen Sie zunächst Ihren Arzt auf, um sich auf Schlaf-Apnoe untersuchen und eventuell an ein Schlaflabor überweisen zu lassen. Üblicherweise verbringen Sie dafür eine Nacht in einer Klinik, wo man Ihre Schlaf- und Atemmuster überwacht. Meine Nacht im Schlaflabor wird mir unvergessen bleiben. Ich schlief das erste Mal nach vier bis fünf Jahren wieder tief und fest durch!

In den meisten Ländern wird die Behandlung vollständig von den Krankenkassen übernommen.

Essen ist kein Ersatz für Schlaf!

Die meisten Menschen fühlen sich am späten Nachmittag irgendwann einmal schlapp und müde. Dann laufen die FAT-Programme auf Hochtouren, was zu niedrigeren Blutzuckerphasen führt, worauf wir in Kapitel 15 noch näher zu sprechen kommen. Ein niedriger Blutzuckerspiegel kann neben der Gier nach Junkfood auch Mattigkeit und Müdigkeit hervorrufen.

Wenn möglich, nehmen Sie sich die Zeit für ein kurzes Nickerchen von zehn bis fünfzehn Minuten oder hören Sie meine CD am späten Nachmittag. Es kann eine Weile dauern, bis Sie es merken, aber Sie werden weniger Lust auf Junkfood mitten am Tag und am frühen Abend haben, Sie werden weniger erschöpft sein, und Sie werden Ihren Körper mit einem lebensnotwendigen Element nähren – dem Schlaf.

Man nennt diese nachmittäglichen Nickerchen gerne auch »Power-Napping« oder »Energieschlaf«. Das trifft es, wie ich finde, sehr viel besser: Man legt sich nicht faul am helllichten Tag schlafen, nein, man tankt Kraft! Dazu muss man sich nicht unbedingt nach Hause begeben. Setzen Sie sich ins Auto und fahren Sie auf einen Parkplatz, wo Sie möglichst ungestört sind, lehnen Sie sich zurück, schließen Sie die Augen, schlummern Sie ein wenig oder hören die CD. Nehmen Sie sich einen kleinen Wecker mit oder stellen Sie auf Ihrem Handy die Uhrzeit ein, zu der Sie geweckt werden wollen.

Je länger Sie abends aufbleiben, desto wahrscheinlicher ist es, dass Sie aus purer Übermüdung zu essen anfangen. Also sehen Sie zu, dass Sie eingeschlafen sind, bevor es so weit kommt. Das fördert den Abnehmprozess ungemein.

14 Toxine und Übergewicht

Der Körper verwendet Fette, um sich vor Toxinen zu schützen – ein weiteres Beispiel dafür, wie er Fett nutzt, um Ihr Überleben zu sichern.

Toxine sind potenziell schädliche Moleküle, Elemente, Lebewesen oder Energien, die keinen Nährwert haben und die der Körper entweder beseitigen oder an einem sicheren Ort speichern muss. Sie werden von der Umwelt über Nahrung, Wasser, Luft, Medikamente, Elektrizität und Strahlung in unseren Körper eingetragen. Im Körper selbst entstehen sie infolge von Zellmutationen und als ein natürliches Nebenprodukt der Stoffwechselmechanismen; doch das sind lediglich *natürliche* Belastungen. In der modernen, industrialisierten Welt sind die chemischen Angriffe auf unseren Körper ungemein zahlreich. Nach einer belegten Quelle[38]

- werden rund 77 000 chemische Stoffe allein in den USA produziert,
- 3000 chemische Stoffe unseren Nahrungsmitteln zugefügt,
- mehr als 10 000 chemische Stoffe in der industriellen Lebensmittelverarbeitung verwendet und
- 1000 neue chemische Stoffe jedes Jahr in die Lebensmittelindustrie eingeführt.

Diese Chemikalien enden zwangsläufig alle in unserem Grundwasser, unseren Flüssen, Seen und Meeren und natürlich auch in unserer Nahrungsmittelkette. Manche Regionen der Welt schwimmen buchstäblich in Gift. Die meisten dieser Chemikalien und Toxine sind völlig neu, nicht nur für unseren Körper, sondern auch für die Natur.

Unsere steinzeitlichen Körper sind nicht darauf ausgelegt, mit weltraumzeitlichen Giften fertigzuwerden. Beim Versuch, die Giftstoffe zu neutralisieren, kann es passieren, dass der Körper ungewollt neue Substanzen erzeugt, die noch giftiger sind als die ursprünglich aufgenommenen chemischen Stoffe.

Ihr Körper kann nichts dafür. Er tut nur sein Bestes, um mit den Dingen fertig zu werden, die ursprünglich nicht einmal in der Natur vorkommen.

In einer berühmten Folge der amerikanischen Sitcom *I Love Lucy* sieht man Lucy und Ethel an der Verpackungsstation einer Schokoladenfabrik. Natürlich geht etwas schief, und das Fließband, auf der die Schokolade liegt, läuft auf einmal viel zu schnell an Lucy und Ethel vorbei, sodass die beiden mit dem Verpacken kaum nachkommen. Das komische Element entsteht dadurch, dass sie verzweifelt versuchen, mit dem immer schneller laufenden Band mitzuhalten, das ihnen in einem fort immer mehr Pralinen zuschiebt. Schließlich beginnen die beiden, sich wie verrückt Pralinen in den Mund zu stopfen, in ihre Arbeitsschürzen, unter ihre Hauben, was dem Chef den Eindruck vermittelt, die beiden arbeiteten ganz hervorragend, und er deshalb das Band immer noch schneller laufen lässt.

Ähnlich ergeht es unserem Körper, wenn er mit den Giften, die auf ihn einströmen, fertigwerden will. Wenn Sie auf dem engen Raum einer Großstadt leben und sich von moderner, konventioneller Kost ernähren, dringen die Toxine möglicherweise sehr viel schneller in Ihren Körper ein, als Ihr Körper sie wieder ausscheiden kann. Die Toxine müssen in der Zwischenzeit irgendwo gespeichert werden. Und das geschieht unter anderem, jawohl, in den Fettzellen, denn Fett ist ein sehr wirksamer chemischer Puffer. Das Fett umschließt die Toxine und schützt die Fettzellen so vor den potenziell schädlichen Einwirkungen der Toxine, bis der Organismus so weit ist, mit ihnen fertigzuwerden.

Einer Studie zufolge haben die meisten Amerikaner zwischen vierhundert und achthundert giftige Chemikalien in ihren Fettzellen gespeichert.[39]

Die Speicherung der Gifte in den Fettzellen ist eigentlich nur als Zwischenstation gedacht, als kurzfristige Lösung. Ihr Körper nämlich wartet nur auf den Tag, da er nicht mehr mit Toxinen aus der Umwelt überschwemmt wird und genug Luft und Zeit hat, um die Rückstände wieder abzubauen. Die Sache hat nur einen Haken: Wenn er ständig mit neuen Toxinen konfrontiert ist, wird dieser Tag niemals kommen, und der Rückstau wird größer und größer.

Toxine können die Fähigkeit Ihres Körpers zur Fettverbrennung unterbinden und Gewichtsverlust verhindern. Eine Studie hat ergeben, dass Toxine eine Insulinresistenz verursachen oder verschärfen können,[40] was wiederum einer der Mechanismen zur Aktivierung der FAT-Programme ist.[41]

Zu den größten Toxinquellen unseres Alltags gehören die Lebensmittel, die wir täglich verzehren. Die modernen, industriell verarbeiteten Erzeugnisse aus konventioneller Landwirtschaft stecken voller Gifte, darunter Pestizide, Herbizide, chemische Bindemittel, Stabilisatoren, künstliche Geschmacksstoffe und chemische Düngemittel. Sie sind zudem bestrahlt und inzwischen oft auch genetisch verändert. Um das Fleisch aus konventioneller Tierhaltung ist es noch schlimmer bestellt. Es enthält nicht nur Toxine und Hormonbeigaben, sondern es ist auch chemisch behandelt, damit es länger frisch aussieht. Die Fleischverpackungsindustrie greift dafür zu dem tödlichen Gift Kohlenmonoxid.[42] Kohlenmonoxid kaschiert Schimmel und Fäulnis sowie den Fäulnisgeruch.

Hinzu kommt, dass es zu einer toxischen Überbelastung kommt, wenn die Nahrung nicht vollständig verdaut werden kann, da sie sich dann in den Eingeweiden zersetzt. Die meisten modernen Lebensmittel erzeugen unmäßig viele freie Radikale, weitere Formen von Toxinen, die neutralisiert werden müssen.

Toxine können auch Entzündungen hervorrufen. Nach Ansicht einiger Experten ist Fettsucht im Grunde genommen eine Art Entzündungskrankheit,[43] da die Hormone, die an der Entstehung einer Entzündung beteiligt sind, auch die FAT-Programme aktivieren.[44] Eine Entzündung ist eine Schwellung im Gewebe, um es vor Verletzungen zu schützen. Wenn man es recht bedenkt, macht eine Fettsucht oft nichts anderes als genau das.

Wenn Medizin zu Belastungen führt

Wie jeder Student der Pharmakologie gleich in der ersten Stunde lernt, sind alle Medikamente für den Körper in der ein oder anderen Weise Gift.[45] Die Giftstoffe in den Arzneien können die toxische Belastung des Körpers erhöhen, die Leber beeinträchtigen und die Fettverbrennung des Körpers erschweren.

Natürlich müssen Sie den Rat Ihres Arztes befolgen und eine verabreichte Medikation auch einnehmen, dennoch gebe ich Ihnen den eindringlichen Rat, sich mit Ihrem Arzt über etwaige unnötige Belastungen durch Arzneien zu besprechen. Vermitteln Sie ihm, dass Sie Medikamente nur dann nehmen wollen, wenn es unumgänglich ist. Fragen Sie nach möglichen Alternativen. Und seien Sie vorsichtig mit Medikamenten, die in Apotheken frei erhältlich sind.

Cortisol

Cortisol ist eines der Hormone, das die FAT-Programme aktiviert. Wenn Sie also Medikamente nehmen, die diesen Wirkstoff enthalten, kann dies einen dauerhaft zu hohen Cortisol-Spiegel zur Folge haben, und das hormonelle Ungleichgewicht wird sämtliche Anläufe zu einer erfolgreichen Gewichtsabnahme unterminieren. Eine künstliche Erhöhung des Cortisolspiegels über eine längere Dauer aktiviert die FAT-Programme.[46] Fragen Sie also Ihren Arzt, ob die verordnete Medikation den Cortisolspiegel langfristig erhöhen kann.

Hormonersatztherapie (HET) in den Wechseljahren

Diese Therapie kann ebenfalls zum Scheitern aller Abnehmversuche führen. Eine Frau erzählte mir einmal, sie habe innerhalb von drei Monaten enorm zugenommen und es einfach nicht geschafft, auch nur ein Gramm wieder abzunehmen, wie auch immer sie es anging. Ich fragte sie, ob sie eine Hormonersatztherapie mache, und wie sich herausstellte, hatte sie drei Monate zuvor mit der Einnahme des Gelbkörperhormons (Progesteron) begonnen.

Es gibt sicherlich gute Gründe für und gegen eine Hormonersatztherapie, aber die Tatsache, dass sie einer Gewichtsreduktion entgegenstehen kann, muss in die Gleichung einbezogen werden.

Impfungen

Impfungen sind während der letzten zwanzig Jahre an Zahl und Häufigkeit in etwa mit der gleichen Rasanz gestiegen, wie Übergewicht und Fettsucht sich in unserer modernen westlichen Welt ausgebreitet haben. Nun kann ich die Wichtigkeit jeder einzelnen Impfung nicht bemessen, aber eines steht fest: Impfstoffe enthalten Toxine. Die meisten enthalten Formaldehyd, Schwermetalle, einen Cocktail aus Erregern, die in Affenhirnen inkubiert werden, sowie Organgewebe, das Schweinen oder Hunden entnommen ist. Für mich muss eine Impfung eine Vorbeugemaßnahme gegen etwas absolut Lebensbedrohliches sein, bevor ich sie in Betracht ziehe. Und selbst dann würde ich noch eher auf die natürlichen Abwehrkräfte meines Körpers bauen. Letztlich aber müssen Sie aufgrund der Aussagen Ihres Arztes und anderer Informationen Ihre eigene Entscheidung treffen. Auf jeden Fall aber sollten Sie das Thema Toxizität in Ihre Erwägungen für oder wider eine Impfung einbeziehen.

Röntgenstrahlung

Der Körper verwendet das Fett wie schon erwähnt auch als Puffer, um uns vor Strahlung zu schützen. In meinen »schweren Zeiten«, als ich 187 Kilo wog, musste ich mich einer Röntgenuntersuchung des Brustkorbs unterziehen, doch das Röntgenbild war nicht lesbar. Das Fett hatte die Strahlung absorbiert, ehe diese meine Organe erreichen konnte – Röntgenstrahlen sind also ein potenzieller weiterer toxischer FAT-Programm-Aktivator.

Lebensmittelzusatzstoffe

Der am häufigsten verwendete Zusatzstoff in Nahrungsmitteln ist ein Natriumsalz: Natriumglutamat; es ist unter der Abkürzung E621 auf vielen Verpackungen zu finden. Derlei Zusatzstoffe machen nicht nur insofern süchtig,[47] dass Sie das Verlangen nach immer noch mehr glutamathaltigen Speisen schüren, sie aktivieren außerdem die FAT-Programme.[48] Es ist tatsächlich so, dass Wissenschaftler im Rahmen von Studien zur Fettsucht Glutamat an Ratten und Mäuse verfüttern. Dieses Vorgehen hat sogar einen eigenen Begriff geprägt: Glutamatratten.

Lebensmittelzusatzstoffe sind in den meisten gewürzten, verarbeiteten Lebensmitteln unter den verschiedensten Namen enthalten. Neben dem am meisten verwendeten E621 finden sich Monokaliumglutamat (E622), Calciumdiglutamat (E623), Monoammoniumglutamat (E624), Magnesiumdiglutamat (E625). Zu den Zusatzstoffen, die stets E621 enthalten, gehören hydrolysiertes Protein, hydrolysiertes Pflanzenprotein, Pflanzenproteinextrakte, Natriumkasein und Calciumkasein.[49]

Künstliche Süßstoffe

Ich möchte Ihnen dringend ans Herz legen, künstliche Süßstoffe generell zu vermeiden. Der synthetische Süßstoff Saccharin ist krebserregend.[50] Der neuere künstliche Süßstoff Aspartam kann Hirntumore auslösen,[51] die FAT-Programme aktivieren,[52] abhängig machen und die Zunge gegenüber Zucker desensibilisieren, sodass Sie mehr Zucker brauchen, um die Süße überhaupt zu schmecken. Studien haben sogar gezeigt, dass der Konsum von zuckerfreien, mit Aspartam versetzten Limonaden dick machen kann.[53] Der kalorienfreie Süßstoff Sucralose wird durch eine selektive Chlorierung von Saccharose hergestellt. Unter Gesundheitsexperten ist sein Einsatz sehr umstritten.[54]

Ich persönlich mag den Süßstoff (oder Zuckeraustauschstoff) Xylitol. Xylitol ist ein natürlicher Süßstoff, der üblicherweise aus Maiskolben und Birkenrinde gewonnen wird. Xylitol schmeckt wie Zucker, hat keinen bitteren Nachgeschmack und kann auch zum Kochen verwendet werden. Er verursacht keine erhöhten Blutzuckerwerte, wie normaler Tafelzucker das tut, und ist dem Abnehmen wirklich förderlich. Xylitol hilft, die FAT-Programme abzuschalten, indem es die Kalziumaufnahme unterstützt[55] und den Insulinspiegel stabilisiert.[56] Und eben weil es die Kalziumaufnahme unterstützt,

gilt Xylitol auch als die süße Rettung für eine verbesserte Zahn-
struktur und Knochendichte. Studien haben nachgewiesen, dass der
altersbedingte Knochenabbau (Osteoporose) durch den Effekt auf
die Kalziumaufnahme ebenfalls aufgehalten werden und sogar zu-
rückgehen kann.[57]

Stevia ist ein natürlicher, alternativer Süßstoff auf Pflanzenbasis,
aber ehrlich gesagt mag ich den Geschmack nicht. Außerdem ist er
noch nicht in allen Ländern zugelassen. Naturhonig ist ebenfalls eine
gute, natürliche Alternative zu Tafelzucker, aber nur, wenn er auch
tatsächlich naturbelassen, sprich unverarbeitet ist. Für mich jeden-
falls ist Xylitol der Süßstoff der Wahl.

So können Sie Toxine meiden

Wir können die Flut an Toxinen, die täglich auf unseren Organismus
einströmt, erheblich mindern, indem wir mehr lebendige Nahrungsmittel aus biologischem Anbau konsumieren. Zum einen sind diese
weniger belastet, zum anderen sind sie auch leichter verdaulich. Außerdem enthalten sie Antioxidantien, die freie Radikale zu neutralisieren helfen. Darüber hinaus können Sie durch eine ausreichende
Wasserzufuhr Toxine aus dem Körper schwemmen.

Wenn Sie die hier umrissenen Ratschläge befolgen, mindern Sie
den Ansturm von Toxinen auf Ihren Körper und unterstützen ihn
darin, den toxischen Rückstau in den Fettzellen abzubauen.

Der Verzehr von mehr lebendiger Nahrung fördert darüber hinaus
die Entgiftung, da lebendige Nahrung durchweg sehr ballaststoff-
reich ist. Ballaststoffe säubern den Darm von unverdauter Nahrung
und angesammelten Abfallstoffen.

15 Teil III kompakt: So einfach ist gesunde Ernährung

Es gibt keinen Speisezettel, der für jeden Einzelnen gleichermaßen ideal wäre. Es gibt weder die eine richtige Menge Kalorien, noch das eine richtige Verhältnis von Kohlenhydraten, Fetten und Proteinen, das auf alle gleichermaßen passen würde. Sich auf Kalorien, Kohlenhydrate, Fette und Proteine zu fixieren, ist ebenfalls ein Fehler, da es jede Menge andere Fragestellungen gibt, die nicht minder wichtig sind.

Zum Beispiel: Wie viel Lebenskraft steckt in einem Lebensmittel? Wie unverfälscht sind die enthaltenen Nährstoffe? Wie gut verdaulich und assimilierbar – also für die Zellen verwertbar – sind sie ganz allgemein und für jeden Einzelnen im Besonderen? Inwiefern beeinflusst die Zusammenstellung der Nahrung die Verdauungsfähigkeit? Wie viele Toxine sind in der Nahrung enthalten? Haben die Lebensmittel, die Sie essen, eine entgiftende Wirkung auf Ihren Körper, oder steigern sie die toxische Belastung? Inwieweit verändern sie den für die FAT-Programme relevanten Hormonspiegel,[58] und inwieweit beeinflussen sie die körperliche Sensibilität für diese Hormone?

Wie schnell essen Sie? Zu welcher Tageszeit nehmen Sie Ihre Mahlzeiten ein? Wie häufig essen Sie? Wie bewusst ernähren Sie sich? Kauen Sie die Speisen bewusst und lange genug oder schieben Sie sich einfach unbedacht irgendetwas in den Mund, während Sie vor dem Fernseher sitzen?

All diese Fragen müssen in die Gleichung mit einfließen. Das klingt vielleicht ein wenig kompliziert, das ist es aber nicht, denn die Lösung ist einfach. Nur liegt die Lösung nicht darin, Kalorien, Kohlenhydrate, Fette und Proteine zu zählen, worauf sich herkömmliche Diäten beschränken.

Die goldene Regel

Es ist im Grunde einfach, sich gesund zu ernähren. Die goldene Regel lautet: Eine gesunde Mahlzeit sollte drei Dinge enthalten: Proteine, Omega-3-Fettsäuren und lebendige Nahrungsmittel. Achten Sie darauf und Sie werden sich wohler fühlen, weniger toxisch belastet sein, weniger Hunger haben und darüber hinaus die körperlichen Stressfaktoren und Hungersignale, welche die FAT-Programme aktivieren, beseitigen. Stellen Sie sich bei jeder Mahlzeit drei Fragen:

1. Worin sind Proteine enthalten?
2. Sind lebendige Nahrungsmittel dabei?
3. Worin sind Omega-3-Fettsäuren enthalten?

Diese drei Bausteine beeinflussen die Gewichtsabnahme ganz wesentlich, denn sie halten Ihren Blutzuckerspiegel über einen langen Zeitraum hinweg stabil. Denn sind die FAT-Programme in Betrieb, verliert der Organismus die Fähigkeit, den Blutzucker zu regulieren. Das liegt daran, dass die Körperzellen resistent werden gegen das Hormon Insulin – ein Fettspeicherhormon –, und das wiederum führt zu einer Erhöhung des Insulinspiegels. Die Folge: Im Fettgewebe wird neues Fett gespeichert, während der Fettabbau gehemmt wird. Doch da heute alle Welt einzig auf zugeführte und verbrannte Kalorien fixiert scheint, stellt sich kaum einer die Frage, ob der eigene Körper eine ordentliche Fettverbrennung überhaupt meistern könnte. Die Antwort darauf müsste schlicht und einfach lauten »Nein, nicht wirklich«, wenn Ihr Insulinspiegel erhöht ist.

Denn dann nämlich verliert Ihr Organismus auch die Fähigkeit, den Blutzuckerspiegel stabil zu halten. Ein erhöhter Insulinspiegel verursacht häufig Phasen, in denen der Blutzucker enorm abfällt. Man fühlt sich matt und müde und hat einen unheimlichen Heißhunger auf Junkfood (wer kennt dieses Phase nicht, die sich meist am Nachmittag so gegen drei oder vier Uhr einstellt, oder auch spät abends). Tote Kohlenhydrate treiben den Blutzuckerspiegel und damit auch den Insulinspiegel in die Höhe, nur um den Blutzuckerspiegel ein, zwei Stunden später wieder in den Keller sacken zu lassen. Die Folge ist noch mehr Verlangen nach Kohlenhydraten. Genau deshalb packt uns kurz nach einer üppigen Mahlzeit mit allerlei toten Kohlenhydraten eine unbändige Lust auf Süßes. Und wir essen weiter und weiter, aber nicht, weil wir mehr Kohlenhydrate bräuchten, sondern einfach, weil wir unseren Blutzuckerspiegel nicht aufrechterhalten können.

Wie gesagt, Proteine, lebendige Nahrungsmittel und Omega-3-Fettsäuren halten den Blutzuckerspiegel über einen längeren Zeitraum stabil, weshalb es nicht zu sprunghaften Schwankungen und unnötigen Gelüsten auf Süßes kommt. Sie fördern zudem die Insulinsensibilität des Körpers, was den Insulinspiegel wieder auf einen normalen Wert herunterfährt.

Sie werden staunen, was ein normaler Insulinspiegel so alles bewirkt. Ihr Körper schafft es wieder, Fett effizient zu verbrennen *und* kann auch den Blutzuckerspiegel wieder stabil halten. Folglich haben Sie mehr Energie und weniger Heißhungerattacken. Sie beginnen, von Ihren Fettreserven zu leben, anstatt die Junkfood-Industrie endlos reicher zu machen – ein Doppelsieg auf ganzer Linie.

Beherzigen Sie meinen Rat und überlegen Sie sich bei jeder Mahlzeit, wie Sie Proteine, lebendige Nahrungsmittel und Omega-3-Fettsäuren unterbringen. Fügen Sie diese drei Bausteine jeder Mahlzeit bei. Das ist das A und O! Auch wenn Sie Junkfood voller leerer (toter) Kohlenhydrate essen, essen Sie immer auch Nahrungsmittel dazu, die diese drei Anforderungen erfüllen, um sich ein unnötiges Auf und Ab des Blutzuckerspiegels zu ersparen.

Versuchen Sie darüber hinaus, auch die anderen Vorschläge in Ihrem Ernährungsplan zu beherzigen, die am Ende eines jeden Abschnitt dieses Kapitels angeführt sind (die Einnahme von Omega-3-Kapseln etwa, von probiotischen Nahrungsergänzungsmitteln oder Verdauungsenzymen). Fermentierte Lebensmittel sind ernährungsphysiologisch ebenfalls sehr vorteilhaft, etwa Miso, Tempeh, Tamari oder Bierhefe. Und vor allem: Trinken Sie viel Wasser! Am besten natürliches Quellwasser ohne Kohlensäure.

Hören Sie auf Ihren Körper!

Wenn Sie die Sprache Ihres Körpers verstehen lernen, werden Sie wissen, ob ihm das, was Sie essen, guttut oder eher für ein hormonelles Durcheinander sorgt. Achten Sie ganz besonders darauf, wie Sie sich nach einer Mahlzeit fühlen. Sind Sie energiegeladen, satt und zufrieden? Oder erschöpft und hungrig? Hat es Ihnen gut geschmeckt? Oder haben Sie nur spontane Gelüste befriedigt? Wie ist Ihr emotionales Befinden? Sind Sie guter Stimmung? Oder sind Sie gereizt und unleidlich?

Diese Signale verraten Ihnen, ob Sie die richtigen Energie- und Kraftspender zu sich nehmen.

Verändern Sie Ihre »Hungergewohnheiten«

Der Körper ist so ausgelegt, dass er das, was wir tagsüber essen, als Tagesenergie verwertet. Was er davon nicht verbraucht, muss er speichern. Das bedeutet, dass wir tagsüber und nicht abends zur Schlafenszeit essen sollten.

Wenn nun aber die FAT-Programme anspringen, fährt die Hormonfabrik Sonderschichten und lässt den Pegel bestimmter Hormone zu Zeiten steigen, zu denen sie ihn eigentlich senken sollte. Nächtliche Hungerattacken und eine unbändige Lust auf Junkfood sind damit vorprogrammiert.[59] Dabei ist diese hormonelle Irrfahrt von Ihrem Körper sehr wohl gewollt, *denn er sieht in Ihren abendlichen Essgewohnheiten eine prima Chance, Sie fett zu machen!*

Auch während Sie schlafen, bleibt der Insulinspiegel erhöht, wenn Sie sich vor dem Zubettgehen den Bauch vollgeschlagen haben. Insulin ist wie gesagt das Fettspeicherhormon, und so bleibt Ihr Körper die ganze Nacht lang im Fettspeichermodus. Und was passiert? Sie werden buchstäblich über Nacht dick.

Gehen Sie hingegen mit halbwegs leerem Magen schlafen, wird Ihr Körper über Nacht Fett verbrennen. Noch einmal: Essen Sie am Tag, läuft in der Nacht die Fettverbrennung; essen Sie am Abend, läuft in der Nacht der Fettspeichermodus – und genau das macht den Unterschied. Die gleiche Mahlzeit in gleicher Menge, nur früher am Tag, lässt Sie abnehmen.

Sind die FAT-Programme erst einmal abgeschaltet, haben sich auch die hormonellen Schwankungen erledigt, die die nächtlichen Heißhungerattacken auslösen. Möglicherweise aber können Sie die Gewohnheit, abends oder nachts zu essen, nicht so schnell ablegen. Versuchen Sie, sich langsam umzustellen und tagsüber größere Portionen zu verzehren. Sie werden sehen, es dauert nicht lange, und Sie werden morgens und nachmittags mehr Hunger verspüren, abends dafür weniger. Ihr Körper wird schnell kapiert haben, dass es die Hauptmahlzeiten nun morgens und nachmittags gibt, und wird zu eben diesen Zeiten verstärkt Hunger melden.

Beginnen Sie den Tag am besten mit einem üppigen Frühstück mit vielen Proteinen, lebendigen Nahrungsmitteln und Omega-3-Fettsäuren. So bekommen Sie sämtliche essenziellen Nährstoffe, die

169

Sie brauchen, in einer reinen und gut verdaulichen Form – für Ihren Körper ist das der beste Start in den Tag. Sie werden dann auch nicht mehr unter ständigem Nährstoffmangel und den damit verbundenen Hungergefühlen leiden.

Nehmen Sie am Nachmittag getrost mehrere kleine Zwischenmahlzeiten ein; es kommt nur darauf an, dass Sie die richtigen Lebensmittel essen. Wenn Ihr Körper sich dann umgestellt hat und Sie morgens und nachmittags mehr Hunger verspüren, sollten Sie verstärkt darauf achten, dass das Abendessen klein, leicht und gesund ausfällt und vor allem frühzeitig eingenommen wird. Der entscheidende Faktor ist, am Tag viel zu essen und abends viel zu trinken, was sehr gut hilft, die Heißhungerattacken zu den Akten zu legen.

Nach dem Abendessen etwa alle Stunde ein Glas Wasser zu trinken ist der Umstellung der Hungergewohnheiten überaus förderlich. Dann können Sie essen, was Sie wollen und wie viel Sie wollen – und Sie werden abnehmen statt zuzunehmen.

Essen Sie bewusst

Sind die FAT-Programme in Betrieb, reagiert Ihr Körper wie in einer Hungersnot. Das führt dazu, dass Sie alles in sich hineinschlingen, als gäbe es über Tage und Wochen hinaus keinen einzigen Bissen mehr. Das erklärt auch, warum dicke Menschen oft so hastig essen und alles wie wild in sich hineinstopfen. Eins kann ich Ihnen versichern – nie habe ich jemanden so fressen sehen wie mich selbst zu jenen Zeiten, da mein Körper nichts als fett sein wollte. Ich habe jede Mahlzeit verschmaust, als hätte ich monatelang nichts in den Bauch bekommen. Wenn Sie hingegen in aller Ruhe essen, signalisieren Sie Ihrem Körper, *dass Nahrung reichlich vorhanden ist, dass keine Hungersnot herrscht und dass auch kein Grund besteht, sich hier und jetzt in aller Hast zu überfressen.*

Es dauert etwa zwanzig Minuten, bis die Botschaft, dass der Magen voll ist, im Gehirn ankommt. In diesen zwanzig Minuten können Sie sich doppelt so viel einverleiben, wie Sie eigentlich wollten oder bräuchten, und bewirken damit, dass Sie Ihren Magen dehnen. So wird er immer größer, ist buchstäblich unersättlich, verlangt nach Nahrung noch und nöcher, und es dauert immer länger, bis Sie sich satt fühlen. Allerdings hat dieses Sättigungsgefühl nichts zu tun mit der Menge an Nahrung, die Sie tatsächlich brauchen.

Um derlei Probleme zu vermeiden, empfiehlt es sich, in aller Ruhe und ganz bewusst zu essen. Anstatt sich völlig gedankenlos Essen in den Mund zu schieben, während man vor dem Fernseher sitzt oder ein Buch liest, sollten Sie sich *bewusst machen,* dass Sie *essen!*

Sie sollten sich tunlichst bemühen, alles, was Sie essen, gründlich zu kauen und zu schmecken. Versuchen Sie doch einmal, jedes Gewürz einzeln herauszuschmecken. Meiner Erfahrung nach regt das Kochen mit neuen und ungewohnten Gewürzen die Geschmacksknospen besonders an. Gründliches Kauen fördert zudem die Verdauung. Die Verdauung beginnt im Mund. Der Speichel enthält Verdauungsenzyme, die die Nahrung andauen und so für den Stoffwechsel verwertbar machen. Und wenn die Verdauung besser funktioniert, können auch die Nährstoffe besser extrahiert und durch die Darmwand in die Blutgefäße abtransportiert werden. In der Folge nimmt auch das Verlangen nach immer größeren Nahrungsmengen ab.

Doch gründliches Kauen sollte nicht als lästige Pflicht gesehen werden. Überlegen Sie doch einmal: Die Freude am Essen kommt just in dem Moment, da Sie die Speisen im Mund schmecken. Wenn Sie diesen Moment in die Länge ziehen, weil Sie länger und gründlicher kauen, dann steigern Sie den Genuss.

Nach fünf bis zehn Minuten sollten Sie eine kleine Essenspause einlegen. Entspannen Sie sich, genießen Sie die Umgebung oder die Gesellschaft. Das verstärkt die Botschaft an Ihren Körper, dass Nahrung reichlich vorhanden ist und es keinen Grund zum hastigen Schlingen gibt. Außerdem hat Ihr Gehirn so die Möglichkeit, nachzuziehen und sich auf den vollen Magen einzupendeln.

Salat – die natürliche Essbremse

Salate sind echte Sattmacher und sollten daher in allen Varianten einen großen Teil Ihres neuen Speiseplans ausmachen. Vor allem Blattgemüse, das als Salat auf den Tisch kommt, fordert die Kaumuskeln, weshalb Sie gar nicht anders können, als es gründlich und langsam zu kauen.

Mein Tipp: Schneiden Sie beispielsweise eine Pizza in mundgerechte Häppchen und mischen Sie diese unter einen bunt gemischten Salat aus frischen Blattgemüsen und Sprossen. Wählen Sie eine Salatsoße, die Ihnen schmeckt, und sparen Sie nicht damit. Sie wissen ja, wir wollen schließlich keine Kalorien zählen! Wir versuchen uns lediglich anzugewöhnen, langsamer zu essen. Ganz nebenbei werden Sie auf den Geschmack kommen und Salate schätzen lernen! Sie essen langsamer, Sie essen weniger und gesünder, und Sie verdauen besser – und das Schönste: Die Lust am Essen bleibt.

Aus fast allen Zutaten lassen sich leckere Salate bereiten, sogar aus Fastfood. Sie müssen nichts weiter tun, als alles klein zu schneiden, in eine Schüssel zu geben, reichlich gesundes Grünzeug oder auch ein paar Sprossen hinzuzugeben und das Ganze dann schmackhaft anzumachen. Ich empfehle für die Salatsauce Leinsamenöl (oder ein anderes Nuss- oder Samenöl); in eine sahnige Salatsauce können Sie auch etwas Eiweißpulver geben, um den Nährwert zu steigern.

Ob Sie nun zum begeisterten Salatesser werden oder nicht, Sie sollten auf alle Fälle darauf achten, bewusster, in Ruhe und langsamer zu essen und die Nahrung gründlich zu kauen.

Essen Sie sich schlank

Die natürlich schlanken Menschen essen, was sie wollen und wann sie wollen und machen sich gar keinen Kopf darum.

Ich schlage vor, Sie essen ebenfalls, was und wann Sie wollen, und zwar ohne Wertung, Zögerlichkeit oder schlechtes Gewissen. Auf diese Weise lassen Sie den hohen Stellenwert, den das Essen in Ihrem Leben einnimmt, auf Normalmaß schrumpfen. Außerdem schlagen Sie so Heißhungerattacken ein Schnippchen, die bekanntlich mit einem Verlust der bewussten Kontrolle über das Essverhalten verbunden sind. Damit hat sich auch die Einteilung in »gute« und schlechte« Tage erledigt. Und wenn Sie durchhalten, hat sich am Ende auch das ganze Thema für Sie erledigt, weil Sie natürlich schlank sein werden.

Kraftquelle Sonnenlicht

Zu guter Letzt ein Vorschlag: Versuchen Sie, jeden Tag, so oft es geht, für zehn Minuten zur Ruhe zu kommen. Vielleicht nach dem Mittagessen, am Nachmittag, wenn die Leistungskurve ohnehin auf den Tiefpunkt sinkt, oder am späten Vormittag, nachdem Sie bereits etwas gearbeitet haben.

Nutzen Sie die zehnminütige Auszeit, um beispielsweise ein Glas frischen Weizengras- oder Kamutgrassaft zu trinken, der besonders reich an Chlorophyll ist. Chlorophyll ist als gebundenes Sonnenlicht Lebenskraft pur – Sonnenlicht zum Trinken sozusagen, und wohl das Beste, was Sie Ihrem Körper tun können. Falls Sie den Eigengeschmack von Weizengras nicht mögen, können Sie auch einen Spritzer davon in ein Glas Wasser, Obst- oder Gemüsesaft geben, und Sie werden ihn gar nicht mehr schmecken.

Sie können das Weizengras auch selbst ziehen oder im Bund kaufen – es lässt sich leicht zu frischem Saft pressen. Ich selbst habe einen Entsafter zu Hause, kaufe mir jede Woche ein paar Bund frisches Weizengras und presse mir jeden Tag ein Glas frischen Saft. Um die optimale Wirkkraft zu erzielen, muss der Saft frisch gepresst und spätestens zwei Minuten nach dem Pressen getrunken sein, andernfalls geht die enorme Wirkkraft der Vitalstoffe zum Teil verloren. Ich bin immer wieder erstaunt, wie sich der Saft geschmacklich verändert, wenn ich ihn stehen lasse und nicht gleich trinke. Frisch gepresst ist er köstlich! In manchen Saftbars wird das Weizengras vorgeschnitten und bis zum Pressen im Kühlschrank aufbewahrt. Das mag zwar für den Saftbarbetreiber ganz praktisch sein, ist aber weder dem Geschmack noch der Erhaltung der Vitamine förderlich.

Falls es Ihnen, aus welchen Gründen auch immer, nicht möglich ist, an Weizengrassaft zu kommen, setzen Sie stattdessen frisches, dunkles Grüngemüse auf Ihren Speiseplan.

Der grüne Lebenssaft ist aber nur ein Teil der Gleichung, um zwischendurch aufzutanken. Der andere Teil besteht darin, sich an die frische Luft zu begeben und die zuvor beschriebene Qigong-Übung namens »Sonne essen« zu machen. Diese zehnminütige Übung genügt, um der Lebensenergie neuen Schub zu geben und die nachmittägliche und abendliche Mattigkeit im Nu verfliegen zu lassen. Energieflauten, die einen Heißhunger auf Junkfood auslösen, sind damit passé. Stattdessen laden Sie Ihren Körper mit der Kraft und Energie auf, die ein jeder von uns zum Leben braucht.

Diese einfachen Anregungen beseitigen langfristig die Auswirkungen der physischen Stressoren, die den Körper veranlassen, die FAT-Programme anzuwerfen und dick sein zu wollen. Wird Ihr Körper gut mit Nährstoffen versorgt, gesundet er nach und nach und wird auch nicht mehr dick sein wollen. Sie werden weniger Hunger verspüren, nach gesünderen Speisen verlangen, mehr Energie haben und auf ganz natürliche Weise aktiver, gesünder und (körper)bewusster leben.

Ihr Körper wird beginnen, die Fette sehr viel effizienter zu verbrennen. So entwickelt sich eine Positivspirale, denn je besser der Körper Fett zu verbrennen vermag, desto mehr Energie bleibt für Sie und desto weniger Nahrung brauchen Sie. Ihr Körper kann einfach nur die Fettreserven anzapfen, wann immer er einen Energienachschub benötigt, und muss Sie nicht ständig zwingen, in Form von Essen Nachschub von außen zu liefern.

Wenn all dies zusammenkommt, werden die Pfunde purzeln, ohne dass Sie sich anstrengen, disziplinieren oder kontrollieren müssen. Ihr Körper arbeitet für Sie, nicht gegen Sie.

Im letzten Teil des Buches wollen wir darüber sprechen, wie Sie all die Anregungen und Vorschläge als feste Gewohnheiten in Ihrem Alltag verankern können – und Sie werden staunen, wie gut das klappt.

Teil IV

Lassen Sie den Stress für sich arbeiten

16 Positive Stressoren

Bis jetzt haben wir unser Augenmerk darauf gerichtet, wie wir die negativen Stressoren (die körperlichen wie die emotionalen), welche die FAT-Programme aktivieren, beseitigen können. Sie nämlich gaukeln dem Körper vor, er müsse dick sein, um das Überleben zu sichern. Genauso gut aber können wir ihn vom Gegenteil überzeugen und ihn denken lassen, er müsse unbedingt schlank sein.

Stress kann dem Gewichtsverlust förderlich oder hemmend sein. So nehmen manche Menschen bei Stress zu, andere ab. Bei psychischen und emotionalen Stressfaktoren kommt es ganz darauf an, wie das Gehirn diese deutet. Nun gibt es aber auch Stressoren, die nur eine Deutung zulassen: Abspecken oder gefressen werden!

Abspecken oder gefressen werden

Sobald Sie Ihren Körper Formen von Stress aussetzen, die ihn denken lassen, er müsse schlank werden, um eine Überlebenschance zu haben, haben Sie den Kampf gewonnen! Man spricht hier allgemein von positiven Stressoren. Es gibt unzählige Möglichkeiten, diese wohltuend in den Alltag einzubauen.

Ganz oben auf der Liste dieser positiv wirksamen Stressoren, die das Abnehmen anregen, steht ganz klar der Sport.

Eine kleine Mahnung …

Werte Leserin, werter Leser,
hallo, ich bin's, Ihr Freund und Autor dieses Buches.

Ich weiß, ich weiß: Sport ist für viele ein rotes Tuch. Da sind Sie nicht allein, das geht zahlreichen Menschen so. Und glauben Sie mir, auch ich war einst so ein Sportmuffel und weiß, was Sie jetzt denken:

»So ein Sch …« (Sprechen Sie das Wort ruhig aus!)
»Bis jetzt klang alles wunderbar!«
»Wusst' ich's doch, dass die Sache einen Haken hat!«

Aber halt, lassen Sie mich ausreden. Ich werde nicht von Ihnen verlangen, sich sportlich zu betätigen, wenn Sie das nicht möchten. Ich will Ihnen lediglich ein paar interessante Fakten aufzeigen, die Ihnen möglicherweise gar nicht bewusst sind.

Außerdem habe ich ein paar nützliche Tipps für Sie und verrate Ihnen die besten Sportarten zum Abnehmen, die Sie täglich durchführen können und die obendrein Spaß machen. Wenn Sie sich dadurch aufraffen können, sich sportlich zu betätigen, werden Sie sehr schnell Ergebnisse sehen. Sport wird Sie nicht mehr schrecken, Sie werden vielmehr Gefallen daran finden.

Zu Zeiten, da ich noch über 180 Kilo wog, wurde mir jedes Mal schwindlig, wenn ich versucht habe, mir die Schuhe zuzubinden. Nicht nur die Bewegung war die reinste Qual, sondern auch das Atmen fiel mir schwer. Sport zu treiben war wirklich das Letzte, was mir eingefallen wäre (gleich nach der Arktischen-Quallen-Diät).

Eins müssen Sie sich klarmachen: Abgesehen von der ganz offensichtlichen motorischen Herausforderung, die jede Bewegung so überaus schwerfällig und unangenehm macht, wenn Sie übergewichtig sind, verrichten hier auch etliche biochemische und psychologische Faktoren ihr hinderliches Werk – Faktoren, die Sie zu einem buchstäblich »eingefleischten« Sporthasser machen.

Wenn die FAT-Programme laufen, will Ihr Körper nicht, dass Sie sich sportlich betätigen, da Sie dann ja an Gewicht verlieren würden. Und das ist das Letzte, was er will.

Denn wie Sie ja wissen, geht es den FAT-Programmen vornehmlich darum, Sie zu zwingen, Energie einzusparen. Ihr Körper sorgt dafür, dass Sie sich ständig matt und müde fühlen – ein fein austarierter Mechanismus, um Sie lasch und träge zu halten. Wenn die FAT-Programme laufen, dann macht Sie der bloße Gedanke an Sport schon müde.

Wie Sie die FAT-Programme abschalten können, darüber haben wir ausführlich gesprochen. Dieser Teil der Gleichung ist also geklärt, womit sich die Lösung für den anderen, biochemisch-hormonell bedingten Teil fast wie von selbst ergibt – frei nach dem Motto »*fit* statt *fett*«. Sie werden mehr Energie haben, sich wie neugeboren fühlen und voller Elan Sport treiben und aktiv sein wollen.

Bliebe noch das psychologische Element. Sport mag für Sie nach wie vor mit allerlei negativen Assoziationen behaftet sein, mit denen Sie sich aber auseinandersetzen müssen. Denn nur dann werden Sie den Spaß an Sport und Bewegung für sich entdecken können.

Also: Legen Sie das Buch jetzt nicht zur Seite, bleiben Sie weiter dran! Es lohnt sich.

Meine Wenigkeit

Jon

Sport ist der beste Stress überhaupt!

Sport ist von großem Wert, nicht, weil er Kalorien verbrennt, sondern weil er, wenn man ihn richtig betreibt, den Körper im Wortsinn dazu *bewegt,* schlank sein zu wollen.

Dass Sport Kalorien verbrennt, weiß jeder. Doch das allein bringt nichts, sofern es einen nur hungrig macht. Wenn Sie mehr Kalorien verbrennen, aber auch mehr Nahrung zu sich nehmen müssen, ist der Effekt gleich null.

Die Kalorien, die Sie während der körperlichen Betätigung verbrennen, fallen, verglichen mit all den vielen anderen positiven Wirkungen, kaum ins Gewicht (auch das im wahrsten Sinne des Wortes). Vielmehr kann es ganz schön entmutigend und frustrierend sein, Sport allein unter dem Aspekt der Kalorienverbrennung zu betreiben. In meinem Fitnessstudio steht ein Gerät für die aerobe Fettverbrennung, dass mir genau anzeigt, wie viele Kalorien in Form von Fett ich insgesamt verbrenne. Doch jedes Mal, wenn ich es benutze, bin ich ziemlich frustriert und immer wieder verwundert darüber, wie wenige Kalorien es sind, die ich verbrenne, wo ich mich so dafür geschunden habe.

Eigentlich können die Werte, die das Gerät anzeigt, gar nicht hundertprozentig korrekt sein, denn das Gerät weiß ja nichts von all den biochemischen Vorgängen, die während des Trainings in meinem Körper ablaufen. Es misst lediglich die Kalorien, die ich im Zuge der mechanischen Bewegungen verbrenne und die es auf der Basis meines Alters und Körpergewichts berechnet. Die Zahl, die dabei herauskommt, ist aber nur eine Zahl und sagt im Grunde nicht viel aus. Ein Körper mit doppelt so viel Muskelmasse verbrennt während der gleichen Übung doppelt so viele Kalorien oder sogar mehr. Die Messwerte sind also kein Indiz dafür, wie viele Kalorien in Form von Fett ich tatsächlich verbrenne.

Ein Körper, der resistent dagegen ist, seine Fettspeicher als Energiereserve zu mobilisieren, wird während des Trainings sehr viel weniger Fett pro verbrauchter Kalorie verbrennen als ein austrainierter, athletischer Körper. Wenn Sie nun über diesen Zusammenhang sinnieren, könnten Sie auf die Idee verfallen, dass es besser sei, lieber 300 Kalorien weniger am Tag zu essen, als eine Stunde lang trainieren zu gehen. Doch weit gefehlt!

Die Kalorien, die wir während des Trainings verbrennen, sind nicht relevant. So wie es weniger auf die zugeführten Kalorien ankommt als vielmehr darauf, welche hormonellen Auswirkungen die Nahrung auf unseren Körper hat, kommt es beim Sport weniger auf die verbrauchten Kalorien an als vielmehr darauf, welche hormonellen Auswirkungen er auf unseren Körper hat.[60]

Auf das richtige Training kommt es an

Ihr Körper will schlank sein, sobald er kapiert hat, dass Schlanksein das Überleben sichert. Stellen Sie sich einmal vor, Sie würden in einer Umgebung leben, wo Sie alle paar Tage flüchten müssten vor menschenfressenden Raubieren, um nicht mit Haut und Haaren verschlungen zu werden. Ihr Körper würde sofort kapieren, dass er schlank und agil sein muss – je schlanker, desto sicherer. Nur ein Gramm Fett zu viel kann zwischen Leben und Tod entscheiden. Mit den richtigen (Leibes-)Übungen können Sie Ihrem Körper vormachen, Sie würden tatsächlich in einer solchen Umgebung leben. Er wird glauben, Sie müssten so schlank und fit wie möglich sein, um überleben zu können.

Nehmen wir als Beispiel den Ballsport. Sie rennen so schnell Sie können, um den Ball zu bekommen. Ihr Körper aber denkt, Sie rennen um Ihr Leben. Stellen Sie sich einmal vor, Sie würden Fußball spielen und erwischen den Ball dreißig Meter vor dem Tor. Sie rennen, was das Zeug hält, um dem Abwehrspieler davonzulaufen, und … Schuss … und … Tor! Damit haben Sie die gleichen hormonellen Signale in Ihrem Körper erzeugt wie bei der Flucht vor einem Löwen in der afrikanischen Savanne.

Ihr Körper hat keine Ahnung, dass Sie nur rennen, weil Sie ein Tor schießen wollen. Er weiß nicht, was ein Fußballspiel oder ein Tor ist, und es spielt für ihn auch keine Rolle. Wenn Sie derart davonstürmen, dann kann er nur einen Schluss daraus ziehen: Sie rennen um Ihr Leben; Sie befinden sich an einem Ort, wo Gefahr durch wilde, gefräßige Raubtiere lauert.

Mit dem richtigen Training die FAT-Programme deaktivieren

Diesen Reflex können Sie sich leicht zunutze machen, um zu erreichen, dass Ihr Körper schlank sein will.

Beim richtigen Training geht es nicht nur um Kalorienverbrennung; das richtige Training schaltet die FAT-Programme ab. Das Gute ist, Sie müssen dazu nicht einmal exzessiv trainieren.

Die Devise lautet: Nicht endlos trainieren – klug trainieren!

Nach Empfehlungen US-amerikanischer Gesundheitsbehörden sollte man täglich eine Stunde leichtes Ausdauertraining machen, zum Beispiel rhythmisches Gehen. Die Bewegung wird hier einzig unter dem Aspekt der Kalorienverbrennung gesehen. Es spricht nichts dagegen, das zu tun, aber stellen Sie sich einmal vor, Sie spazieren durch den Wald, und wie aus dem Nichts taucht plötzlich ein Bär auf. Würden Sie in einer solchen Situation mit Ihrer 45-minütigen Walking-Einheit beginnen? Gewiss nicht. Sie würden die Beine in die Hand nehmen und so schnell Sie können das Weite suchen. Und genau diese kurzen, intensiven Momente sind es, die Ihr Körper beim sportlichen Trainieren spüren muss und die ihn glauben machen, dass Sie schlank sein müssen.

Ausdauerndes Gehen ist großartig, denn es verbrennt natürlich durchaus Kalorien, regt Herz und Kreislauf an und kräftigt die Muskeln. Ich kann es nur empfehlen und will es keinesfalls kleinreden, denn es hat tatsächlich positive Auswirkungen. Allerdings wird es Ihren Körper nicht notwendigerweise dazu bringen, schlank sein zu wollen. Und das ist schließlich unser oberstes Ziel – den Körper dazu zu bringen, schlank sein zu wollen.

Auch einfaches Spazierengehen kann ein gutes Training sein. Allerdings sollten Sie es regelmäßig tun und das Tempo dabei variieren, um den größtmöglichen Nutzen zu erzielen. Wenn Sie also zwanzig Minuten lang spazieren gehen, dann marschieren Sie nicht einfach die Zeit ab. Viel besser ist es, Sie gehen in gemütlichen Schritten und steigern dann während des Spaziergangs drei- bis viermal für eine halbe oder eine Minute das Tempo. Genau diese kurzen Phasen nämlich machen es aus; sie können Ihrem Körper vorspiegeln, Ihr Überleben stünde auf dem Spiel. Was Ihren Körper anbelangt, so ist die hormonelle Botschaft klar und deutlich: *Achtung! Gefahr in Verzug! Sei schlank, sei schnell! Gefräßige Raubtiere lauern dir auf! Vergiss das Fettespeichern. Setze andere Prioritäten. Wirf Gewicht ab! Tu, was du kannst! Schalt die FAT-Programme aus! Werd schlank! SOFORT!*

Eine Langzeitstudie hat ergeben, dass Frauen, die dreimal pro Woche zwanzig Minuten am Tag auf einem Ergometer trainierten und angewiesen waren, dabei in regelmäßigen Abständen für acht bis zwölf Sekunden schneller in die Pedale zu treten, dreimal mehr an Gewicht verloren als die Frauen, die vierzig Minuten lang immer gleichbleibend schnell radelten.[61]

Visualisierungsmethoden für ein effektives Trainingsergebnis

Eines schönen Tages, nach einem anstrengenden Tag, habe ich mich aufs Fahrrad gesetzt, um abzuschalten. Es ist immer dasselbe, dachte ich und überlegte, wie ich mich angesichts der langweiligen Routine motivieren könnte. Kaum hatte ich den Gedanken zu Ende gedacht, als plötzlich ein Hund aus einer Einfahrt geschossen kam und wie wild kläffend hinter mir herrannte. Sofort hob ich meinen Allerwertesten vom Sattel und stieg in die Pedale, so fest ich konnte. Der Hund rannte mit, fast zwei Kilometer, immer nur wenige Zentimeter neben mir, sodass ich Angst hatte, er verbeißt sich jeden Moment in meine Waden. Schließlich gab er auf, und das Radeln war plötzlich großartig! Mit einem Mal verspürte ich die Motivation und den Spaß, die mir gefehlt hatten; ich war richtig aufgeputscht.

In den Wochen danach stellte ich fest, dass meine körperliche Verfassung einen wahren Quantensprung gemacht hatte. Ich fühlte mich sehr viel kräftiger, und meine gewohnte Radeltour fiel mir so leicht wie nie zuvor. Bis mir dann einfiel, dass mein Erlebnis mit dem Hund sich mit einer tief in meinem Gehirn verwurzelten Urerfahrung verschaltet haben muss. In jenen kurzen Minuten, so die Deutung meines Körpers, war ich um mein Leben gerannt, weshalb er sogleich reagierte und mich unterstützte, schlanker und kräftiger zu werden. Nach diesem Erlebnis änderte ich mein Radelverhalten und stieg jedes Mal, wenn ich an jener Einfahrt vorbeikam, ordentlich in die Pedale, als würde mich der Hund erneut verfolgen. Ich entdeckte, dass das eine prima Möglichkeit war, die gewünschte Adaptionsreaktion in meinem Körper auszulösen: *Werd schlank oder du wirst gefressen!* Es war ganz ähnlich, wie es einst meine Katze Jessie erlebt hatte. Und dieses Hunde-Erlebnis zeitigte bei mir tatsächlich den gleichen Effekt.

Visualisierungsübung für den Sport: Das imaginäre Raubtier

Um in kürzester Zeit einen maximalen Effekt zu erzielen, machen Sie Folgendes: Ob Sie laufen oder radeln, stellen Sie sich zwischendurch immer wieder vor, ein wildes Raubtier sei hinter Ihnen her, und Sie müssten alles geben, um Ihr Leben zu retten.

Ihr Körper kann echte Bedrohungen nicht von eingebildeten unterscheiden. Er weiß nicht, dass Sie sich die Gefahr nur ausdenken, er nimmt sie für bare Münze. Für ihn geht es um Leben und Tod, und es zählt nur eins: schlank sein und schnell sein. Wenn Sie diese kleine Übung in Ihren Trainingsplan einbauen, erreichen Sie weit mehr als lediglich Kalorien zu verbrennen. Dazu kommt: Da Sie sich durch den Sport ohnehin im SMART-Modus befinden, sind Visualisierungsübungen während des Trainings hocheffizient.

Visualisierungsübung für den Sport: Ihr Idealkörper

Wann immer Sie körperlich aktiv sind, visualisieren Sie Ihren Idealkörper. Ich für meinen Teil nehme mir immer einen Moment Zeit, wenn ich Fahrrad fahre, und stelle mir vor, ich befände mich in meinem Idealkörper. Ich rufe mir jeden einzelnen Bauchmuskel vor Augen und die Venen und Muskeln, die unter meinen Armen prall hervortreten. Schaffen Sie sich Ihr ganz individuelles Idealbild von Ihrem Körper!

Wechseln Sie zwischen diesen beiden Visualisierungsübungen ab, während Sie das Tempo der sportlichen Übung steigern. Das hilft, den Trainingseffekt zu optimieren. Es wird Ihren Körper glauben machen, er müsse schlank sein, um das Überleben zu sichern, und es wird ihn gleichzeitig auf die Idealfigur programmieren.

Bei all dem soll jedoch die Freude an der Bewegung nicht zu kurz kommen. Bedenken Sie: Als wir klein waren, haben wir uns noch gern bewegt, ohne jemals darüber nachzudenken. Kinder lieben das Toben, Klettern und Kraxeln. Sie mögen es einfach, körperlich aktiv zu sein. Aber auch wenn Sie diese Freude an der Bewegung mit zunehmendem Alter verloren haben, habe ich eine gute Nachricht für Sie: Sie können sie wiederfinden.

Visualisierungsübung für Freude an der Bewegung

Vor dem Schlafengehen oder wenn Sie im SMART-Modus sind, machen Sie Folgendes:

- Stellen Sie sich vor, Sie wären in Topform und hätten bereits die perfekte Figur.
- Stellen Sie sich vor, Sie hätten keinerlei körperliche Einschränkungen, wären ohne jede Mühe körperlich aktiv, würden sich austoben und sich mit genauso viel Spaß bewegen wie in Kindertagen.
- Suchen Sie sich eine Bewegungsform aus, die Ihnen Spaß macht und die Ihnen liegt. Das kann alles Mögliche sein, vielleicht etwas, das Sie schon immer mal machen wollten – Skifahren, Sur-

fen, Drachenfliegen, Fallschirmspringen oder Klettern. Wenn Sie möchten, stellen Sie sich vor, Sie holen bei der Olympiade Gold – im Schwimmen, Kurzstreckenlauf, Stabhochsprung, in der Gymnastik ... oder in einer anderen Sportart, die Ihnen gefällt.

- Was auch immer Sie visualisieren, nutzen Sie all Ihre Sinne. Fühlen Sie den Wind, schmecken Sie das Wasser, riechen Sie das frisch gemähte Gras, hören Sie, wie es klingt, wenn Sie im Tiefschnee eine Wende fahren – spüren Sie, wie die Bewegung jede Zelle Ihres Körpers mit Leben und Freude erfüllt.

Vermeiden Sie Übertraining

Zu viel Training schadet! Wenn Sie zu häufig und/oder zu lange trainieren, wird das Training zu einem negativen Stress, der wiederum die FAT-Programme in Gang setzen kann.

Lassen Sie es also langsam angehen und überfordern Sie sich nicht durch Übertraining, sprich, durch ein zu hohes Trainingsvolumen. Die Auswirkungen von Übertraining sind gut erforscht. Wie etliche Studien zeigen, kommt man seiner Traumfigur mit dem richtigen Trainingsplan nur so lange näher, bis man anfängt, es mit dem Training zu übertreiben.[62] Dann nämlich nimmt man tatsächlich wieder zu! Was der Grund dafür ist? Übermäßiges Training erhöht den Cortisolspiegel,[63] und Cortisol setzt die FAT-Programme in Gang.[64]

Ein extremes Beispiel für Übertraining habe ich an meiner Freundin Sasha erlebt. Ein Jahr nach der Geburt ihres Babys hatte sie noch immer 13 Kilo zu viel, die sie einfach nicht loswurde, obwohl sie wie eine Besessene trainierte: Sechs Tage die Woche, zweimal am Tag machte sie jeweils eine Stunde lang zu Hause Übungen nach einem Video. Nachdem sie sich monatelang Tag für Tag geschunden hatte, schob sie langsam Frust. Dennoch machte sie stur weiter, als müsste sie täglich eine Steuer für ihr bloßes Dasein zahlen.

Sashas viel zu häufiges und viel zu langes Training führte dazu, dass sie übertrainiert war und nicht mehr weiter abnahm. Schließlich stieß sie an ihre Grenzen, machte schlapp und schmiss den ganzen Trainingsplan über den Haufen. Und was passierte dann? In den folgenden drei Monaten nahm sie die 13 Kilo ab, die sie abnehmen wollte, und zwar ohne auch nur eine Sekunde lang trainiert zu haben. Die Pfunde schmolzen ihr förmlich von den Rippen. Sobald sie sich vom psychischen und physischen Stress befreit hatte, den ihr hartes Trainingsprogramm mit sich brachte, ermöglichte sie es ihrem Körper, zu seiner natürlichen Schlankheit zurückzufinden. Das ist wichtig zu wissen für all jene, die nach dem Motto »Ohne Schweiß kein Preis« oder »Viel hilft viel« trainieren:

Sich zu *zwingen*, Diät zu halten, kann aus genau den gleichen Gründen ebenso abträgliche Effekte haben, wie sich zu *zwingen*, auf Teufel komm raus zu trainieren.

Das Viel-hilft-viel-Prinzip trägt also nicht unbedingt zum gewünschten Trainingseffekt bei. Sie müssen auch Pausentage einlegen, damit Ihr Körper sich erholen kann und Sie mit neuem Schwung an die nächste Trainingseinheit herangehen. Sie sollen lernen, wieder Freude an körperlicher Aktivität zu haben. Entdecken Sie diese Freude, und sie wird Ihnen auf immer erhalten bleiben.

Wenn Sie also beschließen, sich regelmäßig sportlich zu betätigen, dann übertreiben Sie es nicht! Achten Sie darauf, dass Sie pro Woche mindestens drei Tage pausieren. Ich persönlich habe das Fahrradfahren für mich entdeckt. Die Touren durch die örtlichen Weinberge machen mir richtig Spaß. Für gewöhnlich radle ich dreimal pro Woche. Darüber hinaus besuche ich ab und zu samstagmorgens einen

Yogakurs. An den anderen Tagen ruhe ich mich aus, gönne meinem Körper eine Erholungspause und freue mich dann umso mehr auf die nächste Tour. Wenn diese Freude zwischendurch abflaut, dann nehme ich mir auch mal eine längere Auszeit von ein paar Tagen oder einer Woche. Derzeit ist es sogar so, dass ich manchmal wochenlang nicht radle, aber dann ist meine Motivation wieder umso größer. Ich liebe das Körpergefühl, das ich währenddessen und danach habe. Ich fühle mich durch den Sport einfach glücklicher, und das macht das Leben leichter.

So gelingt der Einstieg

Falls Sie nun beschlossen haben, dass Sie anfangen möchten, Sport zu treiben, hier drei gute Tipps:

- **Öffnen Sie sich dem körperlichen Veränderungsprozess.**
  Wenn Ihr Körper den entscheidenden Punkt erreicht hat und nicht länger dick sein will, werden Sie mehr Energie und Freude verspüren und auch körperlich aktiv sein wollen. Es kann jederzeit so weit sein, nachdem Sie meine CD nur einmal gehört haben oder erst nach einem halben Jahr. Sie müssen sich nur dessen bewusst sein, dass dieser Moment, an dem sich Ihre innere Einstellung zum Sport verändert, früher oder später kommen wird. Bleiben Sie also offen dafür und halten Sie stets Ausschau nach einer Sportart, die Ihnen gefallen könnte. Haben Sie eine geeignete Sportart gefunden, lassen Sie sich darauf ein und nutzen Sie die Chance, die Freude an der Bewegung wiederzuentdecken und mit Ihrem Körper in Einklang zu kommen.
- **Visualisieren Sie!** Am Vorabend eines Trainingstages visualisieren Sie, wie sehr Sie am folgenden Tag die Sportart Ihrer Wahl ge-

nießen werden. Haben Sie sich beispielsweise für Basketball entschieden, malen Sie sich aus, wie Sie das Trikot überziehen, sich
die Schuhe binden, auf das Feld gehen, einfach loslegen und Spaß
haben. Sehen Sie sich selbst beim Ballspielen zu, wie Sie glänzend
in Form sind. Nutzen Sie jede Gelegenheit, um auch die anderen
Visualisierungsübungen zu praktizieren: »Das imaginäre Raubtier«, die Übung für den Idealkörper und die für mehr Freude an
der Bewegung.

• **Suchen Sie sich ein Vorbild, das Sie inspiriert.** Als ich dabei war
abzunehmen, war diese Figur Ashrita Furman. Der Amerikaner
hat bis heute über 186 Weltrekorde aufgestellt, die ihm schier über-
menschliche Kräfte und eine enorme Ausdauer abverlangten. So
etwa rannte er fünfzig Meilen, während er jonglierte, erklomm den
Fuji per Stabhochsprung oder legte einen Spurt über eine ganze
Meile hin, während er eine gefüllte Milchflasche auf dem Kopf ba-
lancierte! Die Liste seiner Rekorde ist endlos. Einmal setzte er sich
aufs Rad und fuhr nach nur drei Tagen Training mehr als vierundzwanzig Stunden lang an einem Stück!

Als ich das erste Mal von Ashrita hörte, war ich sogleich faszi-
niert von ihm; ich staunte, dass so etwas überhaupt möglich war.
Er war und ist nach wie vor eine ungeheure Inspirationsquelle für
mich. Ich weiß noch, wie ich anfing mit dem Fahrradfahren und
im Stillen dachte: Wenn Ashrita vierundzwanzig Stunden radeln
kann, dann werde ich ja wohl zwanzig Minuten hinbekommen.
Für mich hat das die ganze Sache deutlich relativiert und sehr viel
einfacher gemacht.

Wenn Sie diese drei Dinge beherzigen, steht der Freude am Sport
nichts mehr im Wege. Sprechen Sie sich allerdings stets mit Ihrem
Arzt ab, bevor Sie mit einem Trainingsprogramm beginnen.

Wie Sie das »Abspecken oder gefressen werden«- Programm außerdem aktivieren können

Abgesehen von der für Sie geeigneten Sportart gibt es noch andere Möglichkeiten, den Körper auf jenen urzeitlichen Code einzustellen, wonach nur überlebt, wer schlank und fit ist. Sie können Ihren Körper für kurze Zeit akutem Stress aussetzen. Akuter Stress ist eine intensive und kurzfristige natürliche körperliche und psychische Reaktion, die beängstigend, aufregend oder ergreifend sein kann.

Das erste akute Stressmoment in der Geschichte der Menschheit war die Flucht vor angreifenden Raubtieren – eine »Kampf-oder-Flucht-Reaktion«. Studien zeigen, dass regelmäßig wiederkehrende akute Stressmomente die FAT-Programme ausschalten.[65]

- **Werden Sie zum Adrenalin-Junkie!** Eines der bekanntesten Phänomene, das mit dieser Kampf-oder-Flucht-Reaktion verbunden ist, ist der Adrenalinrausch, bei dem man eine unbändige Euphorie verspürt: »Wahnsinn! Ich bin davongekommen! Ich habe überlebt!« Adrenalin-Junkies sind Menschen, die süchtig sind nach diesem Gefühl und daher den Nervenkitzel suchen. Ist Ihnen schon einmal aufgefallen, dass diese Adrenalin-Junkies alle schlank sind? Das liegt daran, dass so ein Nervenkitzel nichts anderes als akuter Stress ist, der eine Menge Adrenalin freisetzt.

  Sportarten wie Bungee-Jumping oder Fallschirmspringen lösen die gleiche Alarmreaktion aus. Der Körper nimmt an, dass wir in Gefahr sind und deshalb schlank sein müssen, um zu überleben – genau so, wie wenn ein fressgieriger Löwe hinter uns her wäre.

  Zugegeben, das sind extreme Beispiele; aber alles, was Sie in Erregung versetzt oder Ihnen das Gefühl von Lebendigkeit schenkt, kann sich positiv auf den Körper auswirken – ob es nun eine Fahrt mit dem Ballon, dem Riesenrad oder der Achterbahn ist, oder auch eine schnelle Mannschaftssportart wie Gotcha (Paintball). Es muss kein Sport sein, auch eine kalte Dusche kann wahre Wunder wirken, oder ein Ereignis, das einen in Aufregung versetzt. Wenn man beispielsweise einen Vortrag halten muss, ist man davor und währenddessen hochgradig nervös, danach aber fällt alle Anspannung ab.

Ein Musterbeispiel dafür, wie die Sucht nach immer neuen Adrenalinkicks den Körper dazu bewegt, schlank sein zu wollen, ist Jack Osbourne, der Sohn des legendären Rockmusikers Ozzie Osbourne. Jack hat das Felsklettern für sich entdeckt und in nur wenigen Monaten 25 Kilo abgenommen. Diese rasante physische Veränderung demonstriert die Wirkung solcher Kicks, die der Körper mit dem urzeitlichen Überlebensinstinkt in besonderen Gefahrensituationen verbindet.

- **Das Gehirn muss lernen, Stress richtig zu deuten.** Nutzen Sie die Stressmomente, mit denen Sie täglich konfrontiert sind, zu Ihrem Vorteil. Wandeln Sie negativen Stress in positiven um. Das funktioniert! Stellen Sie sich vor, Sie sitzen im Büro, erfahren vom Zusammenbruch der Aktienmärkte, und ein Kunde missbraucht Sie am Telefon als Blitzableiter für seine Wut und macht Sie für all seine Probleme persönlich verantwortlich. Ärgern Sie sich nicht, sondern nutzen Sie die nächstbeste Gelegenheit, um sich körperlich zu bewegen. Das kostet Sie nicht mehr als zwei Minuten. Laufen Sie Treppen auf und ab oder gehen Sie an die frische Luft – reagieren Sie sich körperlich ab! Dem Körper signalisieren Sie damit, dass sie dem eben erfahrenen Stress, dem »hungrigen Raubtier«, fluchtartig entkommen mussten.

Denken Sie daran: Es geht nicht um die tatsächliche psychische Bedrohung oder die Angst; es geht darum, wie unser »primitives Gehirn« die Bedrohung deutet. Ist Gefahr in Verzug, oder läuft alles wie gewohnt? Müssen die Fettspeicher aktiviert werden, oder gilt es Fett abzubauen, um zu überleben? Reagieren Sie, indem Sie Ihren Körper bewegen, denn dann wird Ihr Gehirn eher dazu verleitet zu denken: *»Mir ist die Bedrohung nicht näher bekannt, aber ich erhalte das Signal Bewegung. Es muss sich um einen Angriff handeln. Das kommt in letzter Zeit öfter vor; es ist sicherer, auf schlank umzuschalten.«*

Reagieren Sie plötzlich auftretenden Stress also immer sofort ab. Zwei Minuten körperliche Bewegung genügen, um einen negativen Stress (der den Körper dicker macht) in einen positiven Stress zu wandeln, einen, der den Körper zum Schlanksein animiert.

17 Erfolgsprofile: Die Gabriel-Methode in der Praxis

Die Gabriel-Methode erschien erstmals im Februar 2007 in Australien. Seitdem werde ich überhäuft mit Berichten von Leuten, die abgenommen und sowohl ihre Körper grundlegend verändert als auch ihr Leben komplett umgekrempelt haben. Ich habe eine kleine Auswahl davon zusammengestellt, Erfolgsgeschichten von Männern und Frauen aus unterschiedlichen Altersgruppen, damit Sie einen Eindruck davon gewinnen, welch großartige Ergebnisse Sie erzielen können. Manche nahmen sehr schnell ab, andere nach und nach. Alle aber haben eines gelernt: Ihre Gewichtsprobleme hatten nie etwas mit Disziplin oder Kalorienzählen zu tun. Immer war ein anderer Aspekt in ihrem Leben die Ursache, die es aufzuarbeiten galt. Mit vielen von ihnen stehe ich bis heute persönlich in Kontakt, weil sie mir so unglaublich am Herzen liegen.

Carol Skabe ist das Kindermädchen meiner Tochter. Sie war (neben mir) die erste Person überhaupt, die die Gabriel-Methode ausprobiert hat. Für mich ist Carol so etwas wie ein Schutzengel. Ich weiß noch, wie sie in mein Leben trat. Damals saß ich zwölf bis fünfzehn Stunden täglich am Schreibtisch, schrieb, recherchierte im Internet alles zum Thema Biochemie, und es war mir unmöglich, meiner Tochter die Zeit und Aufmerksamkeit zukommen zu lassen, die sie brauchte. Doch dann tauchte plötzlich Carol auf und widmete Inge, meiner Tochter, ihre Zeit, gab ihr Zuwendung und schenkte ihr Anerkennung.

Fast täglich waren sie zusammen, und bald verband sie eine innige Beziehung. Durch Carol bekam Inge sogar Familienzuwachs: Carol hatte zwei Tanten und sieben Enkelkinder, die alle vernarrt in Inge waren und um ihre Aufmerksamkeit nur so buhlten. Wie dankbar ich bin, dass Carol in mein Leben kam, ist mit Worten nicht zu beschreiben. Ich bin überglücklich darüber, dass ich ihr etwas zurückgeben konnte. Im Folgenden sollen sie und andere, die sich auf meine Methode eingelassen haben, selbst zu Wort kommen.

Hier ist Carols Geschichte:

Ich verdiene nur das Beste!

Seit ungefähr meinem zehnten Lebensjahr habe ich mit Gewichtsproblemen zu kämpfen – mein Körpergewicht schwankte stark.

Als kleines Mädchen wollte ich natürlich auch all die schönen Kleider tragen, die alle trugen, aber das war unmöglich. Später, als Teenager, fühlte ich mich unattraktiv und minderwertig. Und weil Figurprobleme Teil meines Lebens waren, seit ich denken kann, fühlte ich mich nie gut genug. Ich fühlte mich nicht wohl in meiner Haut, und ich hasste es, mich im Spiegel zu betrachten. Im Nachhinein betrachtet habe ich wohl auch etliche Fehler gemacht, was meine Beziehungen angeht. Da ich mich selbst nicht wertschätzte, gab ich Männern einen Platz in meinem Leben, die nicht gerade gut für mich waren. Dass ich etwas Besseres verdienen könnte, kam mir erst gar nicht in den Sinn.

Ich probierte alle möglichen Diäten aus, und anfangs purzelten die Pfunde auch immer, doch dann legte ich jedes Mal wieder zu. Ich zählte Kalorien und versuchte es mit verschiedensten Methoden, einmal brachte ich mich sogar an den Rand des Verhungerns, und hatte die ganze Zeit über einen unbändigen Heißhunger auf Süßes.

So ging es nicht weiter. Ich musste mir etwas Neues überlegen. Jons Methode schien mir recht simpel, denn sie ist keine Diät, sondern zielt schlicht auf ein richtiges und bewusstes Ernährungsverhalten. Ich fühlte mich alles andere als gesund. Ich hatte nie genug

Energie. Ich wünschte mir, ich würde mich körperlich wohler fühlen und mich endlich besser leiden können. Ich wollte endlich Seelenfrieden haben. Also gab ich Jons Methode eine Chance.

Ich stellte meine Ernährung um und begann »richtige« Nahrung zu essen, wie Jon es nennt. Anfangs dachte ich: »Naja, dieser Apfel kann unmöglich eine Tafel Schokolade ersetzen, und überhaupt ist das alles doch Blödsinn, weil ich immer noch hungrig bin.« Etwa eine Woche später ertappte ich mich dabei, dass ich plötzlich Lust auf einen Apfel bekam, und stellte fest, dass er mir besser schmeckte als Schokolade. Jon empfahl mir außerdem, auf jedes Gericht gemahlene Leinsamen zu streuen, was mir nichts ausmachte. Und dank Jons Visualisierungs-CD wachte ich morgens mit einer besseren, positiven Selbstwahrnehmung auf. Ich finde, es ist weit mehr als eine Abnehm-CD; man wird ganz allgemein positiv bestärkt. Ich fühlte mich deutlich wohler mit dem, was ich aß, und kam viel besser über den Tag. Ich schaffte viel mehr als sonst, hatte mehr Energie, und die Pfunde schmolzen. Ich konnte regelrecht dabei zusehen. Und wenn ich mal schwach wurde und meinen Gelüsten nachgab, war das nicht weiter schlimm, denn durch all die gesunden Dinge, die ich nun aß, bekam mein Körper immer die Nährstoffe, die er brauchte.

Ich habe von Jon gelernt, mir deshalb keine Gewissensbisse zu machen, aber mein Verlangen nach Fast Food nahm ohnehin stetig ab …

Innerhalb eines halben Jahres verlor ich auf diese Weise 30 Kilo. Nun halte ich mein Gewicht schon seit ungefähr zwei Jahren. Mehr als die 30 Kilo wollte ich gar nicht verlieren, und das klappte; die Gewichtsabnahme hörte just an diesem Punkt auf. Ich glaube, die mentale Einstellung hat einen großen Einfluss auf alle körperlichen Vorgänge.

Ich sehe jünger aus, fühle mich jünger, bin energiegeladener, aktiver und zufriedener mit mir selbst – und ich kann jetzt viel besser eigene Entscheidungen treffen. Ich bin mehr *ich*.

Hat man einmal die Kontrolle über sein Körpergewicht, hat man anscheinend auch die Kontrolle über alles andere. Übergewicht wird schnell zu einem alles dominierenden Thema im Leben. Durch das Abnehmen habe ich mein Leben wieder selbst in der Hand.

Jons Methode ist wirklich einfach umzusetzen. Die Ergebnisse beweisen es.

Carol Skabe,

Kindermädchen, 55

Wie Carols Geschichte zeigt, geht es beim Abnehmen nicht allein um Gewichtsreduktion. Conrad zum Beispiel hat erkannt, dass er unbedingt auf einen gesunden Lebenswandel achten muss.

Mein »süßes« Leben

Als Teenager neigte ich zu leichtem Übergewicht. Mit zunehmendem Alter jedoch legte ich immer mehr zu, und als ich schließlich 96 Kilo auf die Waage brachte, wurde mir langsam klar, dass mir meine Körperfülle auf Dauer ernsthaft schaden könnte. Ich beschloss, endlich wieder mit dem Surfen anzufangen. Um mich einzustimmen, las ich das Buch von Kathleen DesMaisons *Potatoes Not Prozac*. Dadurch wurden mir die Auswirkungen von Zucker und Weißmehl auf den Stoffwechsel klar, und ich strich beides von meinem Ernährungsplan. Ich nahm zwar nicht ab, aber ich hatte mehr Energie und fühlte mich deutlich wohler. Dann hörte ich von Jon und seiner Geschichte. Alles, was er sagte, klang absolut schlüssig und fundiert, und so beschloss ich, es mit seiner Methode zu versuchen. Besonders überzeugt haben mich die Visualisierungsübungen, der SMART-Modus sowie all die Informationen über die FAT-Programme. Die Kombination aus CD (die ich immer abends hörte),

Meditation, Ernährungsumstellung und Visualisierungsübungen bewirkte, dass ich tatsächlich bald Ergebnisse sah. Es haute mich total um. Es war großartig! Fast mein ganzes Leben lang hatte ich mit Gewichtsproblemen gekämpft, mit meiner Speckwampe und meinen Fettmassen gehadert und war mit meinem Aussehen unzufrieden gewesen und war unter dem Druck gestanden, etwas dagegen tun, ins Fitnessstudio gehen zu müssen etc. Aber als ich anfing, den Schwerpunkt auf die Gesundheit zu legen, wurde das Abnehmen fast zum Nebeneffekt. Das war ein echtes Erleuchtungserlebnis.

Bevor ich Jons Buch gelesen hatte, schlief ich jeden Tag bis in die Puppen und kam überhaupt gar nicht auf die Idee, Sport zu treiben. Nun stehe ich jeden Morgen um sechs Uhr auf, mache eine halbe Stunde Yoga oder gehe surfen.

Früher habe ich mir abends regelmäßig den Bauch vollgeschlagen und mir immer einen Nachschlag genehmigt. Nun esse ich fünf kleinere Gerichte über den Tag verteilt, mit viel frischer Bio-Rohkost. Außerdem nehme ich täglich etwa 10 Gramm Omega-3-Fischöl zu mir und bin seither auch geistig viel mehr auf Zack, reger als vorher. Der Unterschied ist gewaltig. Ich bin auf jeden Fall selbstbewusster, auch was die Beziehung mit meiner Frau angeht. Ich fühle mich sehr viel ausgeglichener, ohne all die Stimmungsschwankungen, die einen plagen, wenn man sich von zu viel Weißmehl und Zucker ernährt.

Ich habe in acht Monaten 16 Kilo abgenommen und weiß, dass dieser Erfolg daher rührt, dass die Gabriel-Methode keine Diät ist, sondern ein Lebenswandel.

Für mich sind nur zwei Fragen relevant: Bin ich glücklich? Ist der Erfolg von Dauer? Und ich meine, dass jeder, der abnehmen will, nichts übers Knie brechen solle. Jon meint das auch. Es geht um den gesundheitlichen Aspekt, darum, die Sinne für die eigene Gesundheit zu schärfen. Für mich war das die eigentliche Erkenntnis.

Das war klasse. Das Abnehmen war dabei, wie gesagt, ein Nebenprodukt.

Jon war für mich eine echte Inspiration; das, was er geschafft hat, zeugt von echtem Ehrgeiz und Einsatz. Schon mit der Hälfte davon würde man immer noch alles erreichen.

Conrad Kenyon,
Web-Designer, 35

Sue war in einer Situation, in der auch viele andere Mütter heutzutage sind: überarbeitet, überanstrengt, nicht mehr imstande, etwas zu geben. Sue ist mir ebenfalls lieb und teuer. Bevor sie nach Denmark (Australien) zog, arbeitete sie als Marketingchefin in Perth. Nachdem Sie eine Präsentation von mir in einem dortigen Gesundheitsstudio besucht hatte, beschloss sie, mich unter ihre Fittiche zu nehmen, und gestaltete mein Buch und meine Website neu. Das alles machte sie, ohne auch nur einen Cent dafür zu nehmen, weil sie an meine Arbeit glaubte, und weil sie wollte, dass alle Welt davon erfuhr. Dank ihrer Hilfe schaffte es mein Buch binnen weniger Monate auf die australische Bestsellerliste.

Dass ich auch ihr etwas zurückgeben konnte, erfüllt mich mit großer Freude und Dankbarkeit.

Eines Tages setzten wir uns zusammen und sprachen über ihre Gewichtsprobleme. Es war ganz deutlich zu spüren, dass an allen Ecken und Enden an ihr gezerrt wurde und sie daher absolut ausgelaugt war. Ihre Körperfülle trug sie wie einen Schutzpanzer vor sich her, um sich die Umwelt mit all ihren Forderungen und Ansprüchen buchstäblich vom Leib zu halten – um einen Puffer zu haben zwischen sich selbst und all jenen, die sie dringend brauchten.

In Sues Geschichte drehte sich alles darum, wieder mit sich selbst in Einklang zu kommen.

Endlich Zeit für mich

Früher hatte ich nie Gewichtsprobleme, denn ich liebte es, mich zu bewegen und sportlich zu betätigen. Noch drei Wochen, bevor ich mein erstes Kind bekam, ging ich fünfmal die Woche ins Fitnessstudio. Wenn ich aus irgendwelchen Gründen einmal länger mit dem Training pausieren musste, fühlte ich mich schlicht nicht so wohl in meiner Haut wie sonst.

Es war eine schwierige Geburt: Mein Baby, ein Mädchen, kam drei Wochen zu früh, und nichts war fertig. Normalerweise bin ich ein sehr organisierter Mensch und gewohnt, alles auf der Reihe zu haben. Doch nun ging alles drunter und drüber. Aber wenn man selbstständig arbeitet, muss man auch damit fertigwerden. Und so saß ich mit dem Laptop auf meinem Bett in der Wöchnerinnenstation und machte meine Buchhaltung und die Steuervoranmeldung. Die Krankenschwestern konnten es kaum glauben.

Dann fiel ich in eine ... ich will nicht sagen in eine postnatale Depression ... Ich durchlebte einfach eine wahnsinnig harte Zeit. Sport war erst einmal passé, da ich alle drei Stunden stillen musste, und dann hatte meine Kleine in den ersten drei Monaten die üblichen Koliken; sie schrie in einem fort, von frühmorgens bis gegen sechs Uhr abends. Und als brave Hausfrau mit portugiesischem Blut in den Adern bildete ich mir immerzu ein, die Wohnung müsse ordentlich geputzt sein, womit ich mich nur noch mehr fertigmachte. Ich habe es gerne sauber, denn wenn die Wohnung sauber ist, dann ist das Leben schön. So ging es unentwegt. Ich war derart ausgelaugt, dass ich nicht einmal Zeit hatte zu merken, *wie* ausgelaugt ich war und wie schnell ich in eine Abwärtsspirale gerutscht war.

Ich begann, mit Jon darüber zu sprechen, dass ich mich langsam fett fühlte. Er meinte nur, ich solle mich nicht verrückt machen und dass nach der Stillphase alles wieder ins Lot kommen würde. Aber ich bin die Ungeduld in Person.

Ich hatte erwartet, Jon würde mit mir besprechen, was ich so alles aß, wie viel Sport ich machte usw. – die übliche Bestandsaufnahme eben. Doch er wollte einfach nur wissen, was ich zu meiner Entspannung tat. Ich war perplex. Das war ja mal was ganz Neues! Er sagte, mein Körper und mein Geist würden alles, was sich in meinem Leben derzeit abspielte, als ein einziges Tauziehen deuten, ein ewiges Hin und Her, das mir keine Zeit für mich selbst ließ. Daher verordnete er mir das folgende Rezept. Er sagte: »Ich will, dass du dir einen Tag in der Woche nur für dich nimmst, dass du deine Kleine an diesem Tag zu einer Babysitterin gibst und daheim keinerlei Haus- oder Putzarbeiten machst; ich will, dass du diesen einen Tag ganz für dich alleine hast.«

Genauso machte ich es. Aber ich hatte ein wirklich schlechtes Gewissen, denn mein Mann arbeitete wirklich hart, während ich unsere Tochter zur Babysitterin gab. (»Was war ich doch für eine Rabenmutter«, dachte ich bei mir.) Aber ich zog es durch und nahm mir einen Tag die Woche frei. Immer freitags. Die ersten fünf oder sechs Freitage schlief ich nur den ganzen Tag. Ich gab meine Kleine bei der Babysitterin ab, ging nach Hause und nickte auf der Stelle ein.

Schließlich aber begann ich, etwas für mich zu tun, ging spazieren, gönnte mir eine Massage, und ich denke mal, weil ich meine Batterien wirklich wieder aufgeladen habe, fühlte sich mein Körper nicht mehr vernachlässigt und in diesem Sinne »hungrig«. Er musste keine Pfunde mehr zulegen, im Gegenteil, die purzelten nun wie von selbst. Und auch sonst ging alles wie von selbst. Auf einmal hatte ich wieder Energie, Sport zu treiben … ich nahm meine alten Gewohnheiten wieder auf und fühle mich nun einfach glücklicher.

Jon half mir zu erkennen, dass es wichtig ist, sich um sich selbst zu kümmern. Und mein Mann, sagte er, hätte ebenfalls etwas davon, wenn er abends nicht zu einer unleidlichen, müden und erschöpften Frau nach Hause komme, denn davon hätte weder er noch unsere Tochter etwas. Wenn ich mich um mich selbst kümmerte, so meinte Jon, könne ich mich auch um meine beiden Liebsten besser kümmern, und das half mir sehr, mein schlechtes Gewissen loszuwerden.

Heute fühle ich mich wieder völlig ausgeglichen. Indem ich mir etwas Gutes tue, tue ich auch das Beste für meine Familie.

Susan Correia,

Marketingmanagerin und Mutter, 40

Susan hatte innerhalb weniger Monate ganze 15 Kilo abgenommen, von dem Moment an, da ihr klar geworden war, dass sie auch sich selbst hegen und pflegen muss, genau wie ihr Kind und ihren Mann.

Ein Kind zu haben ist anstrengend genug. Aber schwanger zu sein, während gleichzeitig auch noch die Beziehung in die Brüche geht – das ist leider gar nicht so selten. Auch Gabrielle hat das erlebt. Gabrielle Hart nahm im August 2007 Kontakt mit mir auf, um ein Interview für ihre Radiosendung mit mir zu führen. Ich merkte, wie sie während des Interviews etliche Aha-Erlebnisse hatte und immer wieder sagte: »Ja, das ergibt absolut Sinn.« Vier Wochen später rief sie mich noch einmal an. Hier ist ihre Geschichte:

Den eigenen Zauber entfalten

Als Teenager war ich schlank, ohne etwas dafür zu tun. Erst nach meinen Schwangerschaften begann ich zuzunehmen. Ich war im zweiten Monat mit meinem zweiten Kind schwanger, als ich meinen Mann verließ, und der ganze Stress, der damit verbunden war, setzte mir ordentlich zu – was dazu führte, dass ich auch ordentlich zu*legte*. Im Jahr 2000, gegen Ende dieser zweiten Schwangerschaft, wog ich etwa 25 Kilo mehr als sonst, so um die 86 Kilo. Dann kam das Baby, und ich wog immer noch 82 Kilo. Viel weiter runter kam ich nicht, es ging vielmehr wieder rauf und dann wieder ein bisschen runter. Ein ewiger Kreislauf. Es war absurd, und ich fürchtete schon, ich würde einen Diabetes entwickeln.

Dann, im Oktober 2007, interviewte ich ein paar Leute für ein Radioprogramm, und Jon war einer davon. Als Jon anfing von seinem Konzept zu reden, von der »Hungersnot« usw., machte es irgendwo klick. »Genauso ist es auch bei mir«, dachte ich. Dann sprach er von den emotionalen Reaktionen auf eine Trennung, davon, dass man sich einen Schutzpanzer zulegt, indem man sich Pfunde anfuttert, und in allem, was er sagte, erkannte ich mich wieder. Für das Interview, das für mich so überaus aufschlussreich war, hatten wir nur fünfzehn Minuten, doch als wir dann nicht mehr auf Sendung waren, redete ich mit ihm über meine ganz persönliche Situation. Wir sprachen über mein emotional gesteuertes Essverhalten nach dem Ende meiner Ehe. Ich fühlte mich, als hätte man mir alles genommen, und befand mich so gesehen in einer emotionalen Hungersnot. Außerdem, so dachte ich, verschaffte mir ein bisschen Übergewicht tatsächlich einen gewissen Sicherheitsabstand zu den anderen.

Etwa zwei bis drei Wochen später hielt ich Buch und CD in Händen. Doch bis dahin hatte ich bereits gut 2 Kilo abgenommen, allein weil ich nicht mehr loskam von dem Gedanken: »Hilfe, mein Körper will dick sein!« Kaum hatte ich Jons Botschaft verinnerlicht, begannen die Pfunde zu purzeln, ohne dass ich bewusst etwas dafür getan hätte, außer mir immer und immer wieder vorzusagen »Ich lebe in Fülle, juhu!«. Ich lief andauernd zum Küchenschrank, um mich zu vergewissern, dass er auch ja immer gut gefüllt war, sodass ich stets überlegen konnte, ob ich etwas essen wollte oder nicht – um mich dann dagegen zu entscheiden.

Diese Offenbarung bewirkte einen inneren Wandel. Allein der Gedanke, dass mein Körper so reagiert, weil er mich liebt, gab mir das Gefühl, dass es die richtige Entscheidung war, die Sache auf diese Art anzupacken. Als Jon sagte, dass man dick ist, weil der Körper dick sein will, ging mir das durch Mark und Bein. Dann folgte das Erwachen. Kaum hatte ich die CD bekommen, hörte ich sie täglich. Dreieinhalb Wochen lang behielt ich das so bei; dann hatte ich so etwa 5 bis 7 Kilo und nach vier Wochen sogar 10 Kilo abgespeckt. Bis heute habe ich insgesamt 15 Kilo geschafft.

Außerdem schien sich nach diesen ersten Wochen auch alles andere zu wandeln. Beruflich eröffneten sich ganz neue Wege, einfach so. Jetzt reise ich kreuz und quer durch Australien und werde auf alle möglichen Veranstaltungen eingeladen. Und meine Pfunde schmelzen dahin, auch einfach so – wie von Zauberhand, wie durch ein Wunder.

Jon steht einem nicht nur zur Seite, sondern lehrt einen auch, sich selbst zu schätzen. Er macht einem klar, dass man eine eigene Geschichte hat, die es wert ist, erzählt zu werden. Und wenn man sich darauf einlässt, tut sich plötzlich eine ganz neue Welt auf.

Auch meinen Kindern geht es viel besser. Sie sind seither viel konzentrierter. Sie haben wirklich profitiert davon. Was meine Arbeit angeht, so werde ich mit Angeboten nur so überhäuft. Alles fällt mir zu. Es läuft wie am Schnürchen. Ich muss gar nichts dafür tun. Ich glaube, das liegt daran, dass ich mit mir selbst im Reinen bin. Ich bin zufrieden mit meinem Gewicht, mit meinem Einkommen – und ich sehe jünger aus. Meine Haut ist besser geworden. Die Beziehung mit meinem zweiten Mann lief von Anfang an super und wird immer besser. Es stimmt einfach alles. Es ist, als habe jemand das Licht angeknipst. Als hätte ich etwas Magisches zu geben, und das war und ist ein wohltuendes und sicheres Gefühl.

Jon hat mir geholfen, meine ausgetretenen Pfade zu verlassen und meinen Zauber zu entfalten.

Gabrielle Hart,
Radiomoderatorin, 37

Gabrielle hat übrigens die Ernährung ihrer ganzen Familie entsprechend der Gabriel-Methode umgestellt, obwohl keines der Familienmitglieder Gewichtsprobleme hatte.

Khaliah Ali ist eines von neun Kindern (sieben Mädchen und zwei Jungen) der Boxerlegende Muhammad Ali. Sie hat ein eigenes Modelabel und engagiert sich für diverse Wohltätigkeitsprojekte. Derzeit ist sie Botschafterin der USA für die australische Tierschutzorganisation Wildlife Warriors. In ihrem Buch *Fighting Weight* erzählt sie von ihrem langen Kampf mit der Fettsucht und ihrem Durchbruch infolge einer Magenband-Operation.

Es liegt mir sehr daran, ihre Geschichte hier vorzustellen, da ich mit so vielen anderen Menschen gesprochen habe, die sich ebenfalls diesem Eingriff unterzogen hatten und ziemlich enttäuschende Ergebnisse hinnehmen mussten. Sie nahmen zwar alle kurzzeitig ab, aber immer nur bis zu einem gewissen Punkt; bei einigen stieg das Gewicht sogar wieder. Viele von ihnen ließen sich das Magenband wieder entfernen. Sich zu einer solch drastischen chirurgischen Maßnahme durchzuringen, nur um hinterher festzustellen, dass es gar nichts gebracht hat, ist absolut niederschmetternd. Letztendlich müssen Sie sich über eines klar werden: Ob Sie sich zu einem solchen chirurgischen Eingriff entschließen oder nicht, um eines kommen Sie nicht herum – Sie müssen Ihre ganz persönlichen Probleme angehen, um langfristig Erfolg zu haben.

Khaliahs Geschichte ist wirklich phänomenal. In allerkürzester Zeit nahm sie 81 Kilo ab. Einen Großteil dieses Erfolges schreibt sie der Gabriel-Methode zu. Ich kenne Khaliah seit Mitte der Neunzigerjahre, und seit Juli 2004, als wir beide Preisträger des »Oneness Heart Award« waren, wurden unsere freundschaftlichen Bande noch enger. Ich hatte gerade mein Wunschgewicht erreicht, und sie hatte im August den Termin für ihre Magenband-Operation. Wir blieben in Kontakt, und ich stand ihr wöchentlich beratend zur

Seite, während Sie bereits begann abzunehmen. Ich achtete darauf, dass sie sich richtig ernährte und lebendige Nahrungsmittel sowie Omega-3-Fettsäuren auf ihren Ernährungsplan setzte. Viele meinen nämlich, man könne mit einem Magenband nach Herzenslust schlemmen und dabei ohne Weiteres abnehmen. Das ist ein Trugschluss. Denn damit verfällt der Körper nur in eine ernährungsbedingte Hungersnot und legt ordentlich Pfunde zu. Das hat Khaliah begriffen, und sie liebt inzwischen den Geschmack von natürlich gesunder Kost. Ich gab ihr ein paar Salatrezepte, und sie schwärmt bis heute von dem allerersten, den ich für sie zubereitet habe. Wir haben zudem ausführlich und immer wieder über die Visualisierungsübungen gesprochen sowie über zutiefst emotionale Themen, die in ihrem Leben eine große Rolle spielten. Lesen Sie selbst, was Khaliah darüber zu erzählen hat:

Ich musste kämpfen von Anfang an

Wie bei vielen Übergewichtigen nahmen auch meine Probleme bereits in der Kindheit ihren Anfang.

In der zweiten Klasse, als übergewichtige Achtjährige, wurde ich im staatlichen Fernsehen in der Sendung *The TODAY Show* zum Thema Abnehmen präsentiert. Als ich dann über zwanzig war, schwankte mein Gewicht in klassischer Jo-Jo-Manier zwischen 110 und 127 Kilo. Kurz vor meinem dreißigsten Geburtstag stieg ich auf eine Waage und brachte es auf stattliche 152 Kilo. Plötzlich schien mir alles glasklar. Ich sah meinen Sohn an und kapierte, dass ich etwas ändern musste. So konnte es nicht weitergehen, das war kein Leben. Ständig musste ich gegen meine Gewichtsprobleme ankämpfen.

Ich war dreißig, also immer noch jung; jung genug, um mein Leben auf die Reihe zu bekommen, aber andererseits auch alt genug, um mir klarzumachen, wie viel davon ich bereits verspielt hatte.

Kein einziges Mal im Leben war ich am Strand gelegen und hatte die warme Sonne auf der Haut gespürt. Kein einziges Mal hatte ich mich vollkommen nackt gezeigt, wenn ich mit einem Mann intim gewesen war. Ich wollte gesund bleiben, auch für meinen Sohn. Vieles von meinem Leben hatte ich noch gar nicht gelebt. Ich musste etwas ändern – und ich brauchte Hilfe. Etwa einen Monat vor meiner Magenband-OP begann ich mit Jon zu arbeiten. Was mir persönlich an der Gabriel-Methode ganz besonders gefallen hat, ist die Tatsache, dass man sie immer anwenden kann, egal, welchen Weg zum Wunschgewicht man einschlägt.

Die Gabriel-Methode klärt und behandelt viele tieferliegende Ursachen, die dazu führen, dass man dauerhaft übermäßig viel isst und übergewichtig wird oder eine Fettsucht entwickelt. Darüber hinaus gibt sie viele nützliche Ernährungstipps und steckt voller Weisheiten, die einem helfen, über eine gesunde Ernährung Gesundheit und Wohlbefinden zu erlangen.

Mein Hauptthema, das ich unbedingt aufarbeiten musste, kreiste um die Kontrolle über die eigenen Gefühle. Ich glaube, dass die Gabriel-Methode einen wirklich dazu bringt, sich mit sich selbst auseinanderzusetzen, ruhig zu werden und seiner inneren Stimme zu lauschen – für mich war es das erste Mal in meinem Leben, dass ich das getan habe. Wenn man Diät hält, ist man auf irgendwelche Ernährungsprogramme abonniert, übernimmt Ansichten und Überzeugungen anderer für sich selbst. Mit der Gabriel-Methode jedoch habe ich gelernt, auf *meine* Stimme zu hören, auf *meine* Reise zu gehen.

Ja, ich habe mich für die Magenband-Operation entschieden, bin aber gleichzeitig auch Jons Rat gefolgt. Und ich bin felsenfest überzeugt davon, dass ich ohne Jons Ratschläge nie und nimmer einen so phänomenalen Erfolg erzielt hätte. Ich habe 81 Kilo verloren und wiege heute 71 Kilo.

Jons Methode ist keine Methode im klassischen Sinne. Vielmehr hilft Jon einem dabei, sich mit den eigenen tiefsten Bedürfnissen zu verbinden, mit all den Dingen, die uns als Menschen ausmachen, zu denen wir aber den Bezug verloren haben. Es geht darum, Fühlung aufzunehmen mit all den Dingen, die für das eigene Leben wirklich wichtig und richtig sind, und auf allen Ebenen des Daseins gut für sich zu sorgen. Sein Ansatz (der besagt, dass wir im Grunde genommen alle hungern und daher das, was fehlt, zuführen sollten, anstatt irgendetwas wegzulassen) ist geradezu revolutionär.

Wie sonst könnte man ein derartiges Wunder erklären? Jons Geschichte ist ohnegleichen, es ist die eindrucksvollste Gewichtsreduktion, die ich kenne. Dass jemand so radikal an Gewicht verliert, ist selten genug. Dabei aber nicht mit hängenden Hautlappen zu enden, das ist schlicht phänomenal. Wirklich faszinierend. Weit faszinierender aber ist, wie klar und entschlossen er seine Botschaft hinausträgt in alle Welt und sie selbst hundertprozentig umsetzt.

> Khaliah Ali, Modeschöpferin
> und Botschafterin der USA für die australische
> Tierschutzorganisation Wildlife Warriors, 33

Wie drückte Khaliah es noch gleich aus? Mit dreißig sei man »noch jung genug, um sein Leben auf die Reihe zu bekommen«. Wohl wahr. Aber im Grunde ist es nie zu spät, sein Leben zu ändern.

Lesen Sie die Geschichte von Howard, der mit Mitte siebzig noch über 18 Kilo abgenommen hat und sein Gewicht seither hält, nachdem er seinen Körper jahrzehntelang mit zu viel Bier und schlechtem Essen gemästet hatte. Für Howard aber gibt es etwas, das ihm ebenso wichtig ist wie die Gewichtsabnahme.

Ein neues Leben nach der Pensionierung

Mein ganzes Leben lang habe ich viel Sport getrieben, ich war sogar mal Leistungsfußballer. Mit achtzehn – damals war ich rund 90 Kilo schwer – ging ich zur Marine. Ich war ein echtes Sportskaliber, hatte Beine wie ein Rennpferd und einen Brustumfang von 115 Zentimetern (wie heute wieder). Doch nach nur wenigen Tagen mit nichts außer australischer Fleischpastete legte ich 3 Kilo zu und hatte schnell den Spitznamen »Tubby« weg, weil ich langsam rund wie ein Fass wurde.

Mit 33 habe ich aufgehört, Sport zu machen. Ich wog damals 102 Kilo. Und wahrscheinlich trank ich auch nach jedem Fußballspiel viel zu viel, was dazu beitrug, dass ich immer dicker wurde. Über die nächsten zwanzig Jahre nahm ich jährlich im Schnitt zwischen 2 und 3 Kilo zu. Ich ging nicht gleich auf wie eine Dampfnudel, der Mantel wurde einfach nach und nach immer enger und begann immer mehr zu spannen, je fülliger ich wurde. Und irgendwann ging der oberste Knopf am Hemd nicht mehr zu. Mit 43 wog ich 108 Kilo, mit 53 dann 114 Kilo.

Dann hatte ich auch noch jede Menge Stress. Als Buchführer für eines der weltgrößten Unternehmen musste ich jede Menge Termine und Fristen einhalten.

Um am Ball zu bleiben, arbeitete ich nächtelang durch. Natürlich musste ich währenddessen auch essen und trinken, und so aß und trank ich auch in den frühen Morgenstunden, ein kleiner Drink hier, ein kleiner Imbiss dort.

Ich aß und trank alles durcheinander – Wein, Bier, Käse, Kekse und Erdnüsse –, bis man irgendwann an jeder Imbissbude Grillhähnchen zum Mitnehmen bekam (das war wohlgemerkt in den 1960er Jahren, also noch vor der Zeit von *Kentucky Fried Chicken*). Bald hatte es sich eingebürgert, dass meine Sportsfreunde und ich uns nach jeder Partie Squash ein paar Hähnchen holten, sie in mundgerechte Stücke rupften und die ungesunden, aber leckeren Happen gierig verschlangen.

Im Jahr 2000 wollte ich eigentlich in den Ruhestand gehen, doch dann kam der große Crash in der Computerbranche und machte mir einen dicken Strich durch die Rechnung. An Ruhestand war kaum mehr zu denken, stattdessen folgte wieder einmal Stress pur; die Parole lautete: »Rette sich wer kann«, und ich arbeitete notgedrungen wieder, diesmal als Immobilienmakler.

In Perth nahm ich dann an einem von Jons Seminaren teil. Nachdem ich sein Buch gelesen hatte, ließ ich die Finger vom Alkohol. Von ihm habe ich gelernt, dass in einem dicken Körper ein dünner steckt, der nur darauf wartet herauszukommen und sich zu zeigen. »Sich schlank denken« – das waren für mich die Schlüsselworte, die wichtigsten im ganzen Buch. Genau das ist es. Es ist mehr als eine Diät; es ist mehr als ein bisschen Laufen und Spazierengehen. Es ist ein ganzheitlicher Ansatz, für den auch der Geist auf der richtigen Welle sein muss.

Für mich ist die CD das Wichtigste bei dem Ganzen. Mein Leben hat sich rundum verändert. Heute bin ich bei allen beliebt, meine Tür ist für jeden offen, egal ob jung oder alt. Ich hatte zwei Knieoperationen, kann mich aber mittlerweile auf Stöcke gestützt überall hinbewegen, was zuvor undenkbar gewesen wäre. Ich reise sogar. Mein Leben hat sich von Grund auf gewandelt, zum Besseren. Einige meiner Kleider habe ich ändern lassen, andere weggegeben.

Jon hat mir buchstäblich Beine gemacht. Das ist ein echtes Geschenk.

Ich kann mir nicht vorstellen, jemals wieder Rückschritte zu machen. Nein. Ich habe mein inneres Glück gefunden!

Howard Angel,
pensionierter Buchführer, 74

211

Amandas Geschichte ist besonders außergewöhnlich. Nachdem sie mich in der Sendung *A Current Affair* gesehen hatte, rief sie mich an mit der Bitte, ihr ein Exemplar meines Buches zukommen zu lassen. Dabei hatte ich es noch nicht einmal fertig geschrieben. Doch Amanda ließ nicht locker, rief mich alle sechs Monate an und fragte nach, wie es mit dem Buch voranginge. Im Februar 2007 hörte ich erneut von ihr und schickte ihr schließlich ein Gratisexemplar, weil sie so geduldig gewesen war. Ich wusste nichts über sie als Person und auch nichts darüber, in welcher Situation sie gerade war. Weitere sechs Monate später rief sie mich wieder an, diesmal, um mir zu sagen, dass sie 51 Kilo abgenommen und ihre Typ-2-Diabetes so gut wie besiegt hatte. Ihr Blutzuckerspiegel, der anfangs bei lebensbedrohlichen Werten zwischen 17 und 19 lag, war auf Normalwerte zwischen fünf und sieben gesunken. Ihr Arzt konnte es kaum glauben. Auch ich freute mich nach dem Telefonat für sie: Es gab da draußen eine 69-jährige Frau, die noch einmal durchgestartet war und ihrem Leben eine zweite Chance gegeben hat. Dass ich dazu irgendwie hatte beitragen können, erfüllte mich mit einem enormen Glücksgefühl. Ich dachte, dass mein Leben mit all den Kämpfen, die ich ausgefochten habe, am Ende doch einen Sinn hatte. Nichts war umsonst.

Mein später Neustart

Ich war schon immer übergewichtig – bereits als junges Mädchen war ich eine echte Wuchtbrumme. Ich wog immer so um die 95 Kilo. Aber da ich eine kräftige Statur hatte, erschien ich nie wirklich fett. Erst nachdem ich pensioniert war, ging ich so richtig aus dem Leim. Meine Freundin nannte mich immer »das Michelin-Männchen«. Ich packte massenhaft Kilos drauf, wurde breiter um die Schultern, bekam größere Brüste und stämmigere Beine. Mein Gewicht schwankte auf und ab. Ich versuchte alles Mögliche, aber nichts funktionierte.

Irgendwann hatte ich eine Phase von etwa einem halben Jahr, in der ich jeden Abend trainierte, am Ende aber nur um die 7 Kilo abgespeckt hatte. Und als ich aufhörte, hatte ich diese paar Pfunde auch ganz schnell wieder drauf. Dazu kam die typische Mattigkeit, die jeder kennt, der zu viele Kilos mit sich herumschleppt. Nichts interessiert einen mehr, nichts macht mehr Spaß, weil man im Grunde auch gar nichts mehr machen will. Über Jahre bin ich so dahinvegetiert.

Dann sah ich Jon im Fernsehen, und der Groschen ist gefallen. »Das ist es«, dachte ich bei mir. Ich rief ihn an, doch das Buch war noch nicht fertig. Immer wieder rief ich an, denn nach wie vor versuchte ich abzunehmen. Anfang 2007 schickte mir Jon schließlich sein Buch und die CD. Bis heute höre ich die CD jeden Abend; ohne das gehe ich nicht schlafen. Es war wie ein Wunder. Nachdem ich das Buch gelesen und die CD gehört hatte, fühlte ich mich auf dem richtigen Weg und begann abzunehmen. Anfangs dachte ich nicht groß darüber nach, doch langsam begann sich meine Figur wieder abzuzeichnen. Meiner Tochter fiel es zuerst auf – mein Bauch hing nicht mehr bis zu den Knien herunter!

Heute verspüre ich gar kein Verlangen mehr nach Kohlenhydraten, Brot, Kuchen und Keksen. Um ehrlich zu sein, interessiert mich das nicht mehr, nicht im Mindesten. Die CD ist klasse. Ich habe mir ein Bild von einem jungen Mädchen mit einer wunderschönen Figur ausgeschnitten und mir neben das Bett auf den Nachttisch gelegt, um es jederzeit visualisieren zu können. Ich wollte mich zunächst auf die Körperteile konzentrieren, an denen ich unbedingt schlanker werden wollte: die Arme, die Beine und den Po. Ich hörte mir also die CD an, betrachtete das Bild, knipste das Licht aus und legte mich schlafen. Oft schlief ich ein, noch während die CD lief, wachte am folgenden Morgen aber immer frisch und gut ausgeschlafen auf.

Ich bin ein sehr intuitiver Mensch. Ich glaube, dass das, was man sich wirklich wünscht, auch eintreten kann, und genau deshalb habe ich mich an Jons Buch gehalten. Ich wusste von Anfang an, dass es für mich genau das Richtige ist. Ich spürte, dass es funktionieren würde, und das hat es auch getan. In knapp nur etwa sechs Monaten nahm ich 51 Kilo ab. Wie viel wann genau, das habe ich nie ganz im Auge behalten. Ich habe mich in jenem ersten halben Jahr auch nicht auf die Waage gestellt oder meinen Leibesumfang gemessen.

Seit ungefähr acht Monaten halte ich nun mein Gewicht und lege kein Gramm mehr zu. Die CD werde ich wie gehabt weiter anhören, und auch die Visualisierungsübung werde ich weiter allabendlich machen. Die CD ist mein Mantra.

Anfangs schwankten meine Blutzuckerwerte zwischen sechzehn und siebzehn, streckenweise gingen sie auch mal bis auf zwanzig hoch. Doch kaum hatte ich mit der Gabriel-Methode begonnen, pendelten sie sich auf siebzehn ein und sanken in den vergangenen zwölf Monaten auf sieben bis fünf – und damit auf einen ganz normalen Wert. Nach der Diagnose meines Arztes habe ich noch immer Diabetes, aber ich glaube das nicht. Ich mache mir deswegen auch keine Sorgen.

Ich habe mir vorgenommen, Italienisch zu lernen. Das wollte ich immer schon machen. Aber mit all den Pfunden auf dem Leib konnte ich mich nicht dazu motivieren. Jetzt will ich wieder teilnehmen am Leben. Seit ewigen Zeiten hatte ich keine sozialen Kontakte mehr gepflegt. Ich wollte nichts unternehmen, niemanden sehen. Aber jetzt ist das anders! So schnell ich in dieses Loch gerutscht bin, so schnell will ich jetzt wieder hinaus. Das liegt glaube ich einfach in meiner Natur. Ich bin heute in der Lage, meine Gedanken zu strukturieren und in eine sehr viel positivere Richtung zu lenken.

Amanda Pierce,
pensionierte Mitarbeiterin eines Callcenters, 70

Noch während ich dabei war, all diese Abnehm-Geschichten zusammenzustellen, erhielt ich einen unerwarteten Anruf. Aus heiterem Himmel rief mich Karen an, nur um mir zu sagen, wie dankbar sie mir war, dass ich dieses Buch geschrieben habe, und welch großen Einfluss es auf ihr Leben hatte. Hier ist Karens Geschichte:

So viel mehr als Abnehmen

Ich habe kein Gewichtsproblem. Ich bin eigentlich ein natürlich schlanker Mensch. Aber ich hatte ernste gesundheitliche Beschwerden, war heftig von Darmpilzen geplagt, weshalb ich mich vier Jahre lang einer Anti-Pilz-Diät unterzogen hatte. Außerdem litt ich an Diabetes insipidus (Wasserharnruhr) und hatte immer wieder mit Harntraktinfektionen zu kämpfen. Mein Körper funktionierte einfach irgendwann nicht mehr richtig. Ich schlief nicht durch, weil ich jede Nacht zwei- bis dreimal rausmusste. Und auch mein Darm machte mir schwer zu schaffen. Ich konnte nicht essen. Ich konnte nicht denken ... was weiß ich. An manchen Tagen kam ich gar nicht erst aus dem Bett, weil ich mich so elend fühlte. Ich konnte drei Tage durchschlafen und mich danach noch immer müde fühlen. Medizinisch habe ich alles abklären lassen. Da mein Blut einen hohen Säuregehalt aufwies, ließ ich eine Haar- und Nagelanalyse machen und wusste danach, dass ich hohe Quecksilber- und niedrige Kalziumwerte hatte. Ob ich gesunde Sachen aß, spielte überhaupt gar keine Rolle – die Nährstoffe gelangten einfach nicht in meine Zellen.

Irgendwann brachte mein Lebensgefährte Jons Buch mit nach Hause. Ich gab nicht viel darauf, schließlich gibt es da draußen Abertausende solcher Bücher mit Tipps und Tricks zum Abnehmen. Doch dann kam mein Freund mit all diesen Ergänzungsmitteln an, mit Verdauungsenzymen, Omega-3-Fettsäuren, Leinsamenöl usw., und ich stellte fest: »He, verdammt gut, dieses Zeug!« Als er dann auch noch 8 Kilo abnahm, dachte ich nur: »Jon muss sich wirklich auskennen!«

Aus purer Neugier beschloss ich, mir das Buch zu Gemüte zu führen. Kapitel 6 hat mich gleich vom Hocker gehauen. Ich kapierte, dass ich mich annehmen muss, wie ich bin, auch meine Familie und meine Kindheit, so, wie sie war. Und ich muss verzeihen lernen, meiner Mutter und meinem Vater, und mich mit all den schlimmen Dingen, die mir in meinem Leben widerfahren sind, versöhnen.

Als ich das Kapitel zum ersten Mal las, war ich drauf und dran, das Buch quer an die Wand zu schmeißen, weil ich dachte: »Das ist ja wohl ein Scherz! NIE im Leben werde ich diesen Menschen verzeihen.« Als ich es etwa drei Monate später das zweite Mal las, schien mir der Gedanke gar nicht mehr so abwegig. »Mal sehen«, dachte ich, »vielleicht mach ich es, vielleicht aber auch nicht.« Aber dann entschied ich mich fürs Erste doch dagegen.

Ich dachte, dass Verzeihen etwas mit Schwäche zu tun hätte. Deshalb konnte ich nicht verzeihen, weil ich »denen« zeigen musste, dass ich *stark* war und mich gegen sie behaupten konnte. So tickte ich. Ich musste lernen, eigenständig zu leben, und habe deshalb eine dicke Mauer um mich herum gebaut. Ich dachte, so könne niemand zu mir vordringen. Ich dachte, ich sei stark, aber eigentlich war ich eine verlorene Seele.

Als ich das Buch zum zweiten Mal gelesen hatte, fing ich es gleich noch einmal von vorne an – ich las es in einem Rutsch durch und erkannte, dass kein Weg daran vorbeiführte. Verzeihen, das war ein Schritt, den ich gehen musste, denn mit meiner Gesundheit ging es immer weiter bergab.

Was mir außerdem klar wurde, nachdem ich das Buch gelesen und die CD gehört hatte, war, dass ich mir jeden Tag pausenlos vorsagte, dass ich Darmpilze hatte. Schon am Morgen stand ich auf und sagte mir: »Ich mache das, weil ich Darmpilze habe« – oder: »Ich mache das nicht, weil ich Darmpilze habe.« Kein Wunder, dass ich Darmpilze hatte. Also begann ich zu visualisieren, dass ich gesund sei und keine Darmpilze hatte, und sprach die Krankheit direkt an: »Du kannst jetzt gehen. Ich brauche dich nicht mehr. Du bist frei zu gehen.«

Irgendwann war ich an einem absoluten Tiefpunkt angekommen; ich heulte mir schier die Augen aus. Da nahm ich erneut Jons Buch zur Hand, denn das hatte mich immer irgendwie aufgemuntert … und ich blieb wieder an Kapitel 6 hängen. Es gab keinen anderen Weg: Wenn ich gesund werden wollte, musste ich verzeihen.

An jenem Abend legte ich mich schlafen und folgte Jons Rat. Ich akzeptierte die Dinge und schlief ein. Ich schlief wie ein Baby. So gut wie noch nie. Der erste Schritt ist immer der schwerste; danach war es leicht. Ich habe mir ein Tagebuch zugelegt, in das ich nur die positiven Gedanken, Worte und Erlebnisse eines Tages niederschreibe. Zum Beispiel, wie glücklich ich darüber bin, dass ich gesund bin. Alles ist heute so viel einfacher und leichter.

Meine Heilung folgte unmittelbar. Sämtliche gesundheitlichen Probleme waren innerhalb von vierundzwanzig Stunden wie weggeblasen. Meine Darmpilze waren über Nacht zu achtzig bis neunzig Prozent verschwunden. Mein Körper hat sie losgelassen. *Ich* habe sie losgelassen. Jon weiß einfach, wovon er redet. Ich hatte mit jeder Menge Weißkitteln zu tun und traue keinem von ihnen mehr, denn irgendwie scheinen sie alle keine Ahnung zu haben. Es ist verrückt, aber aus irgendeinem unerfindlichen Grund kam ich, die ich eigentlich ein natürlich schlanker Mensch bin, von Jons Buch nicht los. Es tat mir einfach gut zu wissen, dass es da jemanden gab, der mich verstand. In den vier Jahren zuvor hatte ich alles Mögliche probiert, doch nur die Gabriel-Methode hat wirklich funktioniert und mir geholfen. Ich fliege förmlich. Ich bin unangreifbar. Ich fühle mich, als sei ich der stärkste und gesündeste Mensch auf der ganzen weiten Welt.

Karen,
Hundefrisörin, 24

Falls Sie Lust bekommen haben, diese und viele weitere Geschichten in voller Länge zu lesen, dann besuchen Sie meine Website www.gabrielmethod.com. Ich überlege, aus all den Geschichten, die ich gesammelt habe, ein eigenes Buch zu machen, denn ich finde jede einzelne überaus inspirierend und herzerwärmend. Ich bitte auch Sie ganz herzlich, mir ein Feedback zu geben, sobald Sie Ihre Verwandlung begonnen haben. Scheuen Sie sich nicht, mich anzurufen oder mir eine Mail zu schreiben. Liebend gerne nehme ich auch Ihre Geschichte in das Buch auf. Auch Sie können es schaffen, und ich möchte Ihnen dabei helfen, so gut ich kann.

Also, worauf warten Sie? Nur zu!

Teil V

Lassen Sie Ihren Traum Wirklichkeit werden

18 Erschaffen Sie Ihren Körper neu!

Okay, lassen Sie uns resümieren und ein Konzept entwerfen, das ganz auf Sie zugeschnitten ist. Sie werden sehen, wie einfach das geht: Konzentrieren Sie sich jeden Monat auf ein paar wenige Dinge, bis diese zur festen Gewohnheit geworden sind und Sie gar nicht mehr darüber nachdenken müssen.

Monat für Monat – ein klares Konzept

Erster Monat

Die Abendroutine: Bevor Sie abends schlafen gehen, betrachten Sie das Bild, das Sie sich ausgesucht haben; visualisieren Sie es für wenige Sekunden und hören Sie anschließend die beiliegende CD. Es macht nichts, wenn Sie dabei einschlummern.

Ich empfehle Ihnen, das im ersten Monat allabendlich oder wenigstens einige Male pro Woche zu machen, und in den Folgemonaten weiter regelmäßig zu praktizieren. Auf der CD werden *sämtliche* der vielen möglichen Formen von emotionalem Hunger, emotional und psychisch bedingtem Übergewicht angesprochen. Sie unterstützt die Visualisierungsübungen, während Sie sich im SMART-Modus befinden und ganz auf Empfang geschaltet sind. Auf diese Weise werden Sie während Ihrer Nachtruhe einen Körper erschaffen, der schlank sein möchte, und dabei tief und erholsam schlafen.

Der Start in den Tag: Greifen Sie, sobald Sie die Augen aufschlagen, zu dem Bild, das Sie sich ausgesucht und auf dem Nachttisch bereitgelegt haben. Betrachten Sie es, schließen Sie noch einmal die Augen und visualisieren Sie sich selbst mit einer perfekten Figur. Tun Sie dies dreißig Sekunden lang. Anschließend stellen Sie sich vor, dass der ganze Tag genau so verlaufen wird, wie Sie es sich wünschen.

Das Frühstück: Frühstücken Sie ausgiebig. Essen Sie, worauf Sie Lust haben, auch solche Speisen, die normalerweise eher zu einer Abendmahlzeit gehören. Wenn Ihnen also der Sinn nach Getreide-produkten oder Kartoffeln steht (auch wenn ich das nicht unbedingt empfehlen würde), dann essen Sie genau das – morgens sind diese Dinge verträglicher als abends. Achten Sie aber darauf, dass es sich um Bio- und Vollkornprodukte handelt. Und versuchen Sie, sich ent-weder für das Frühstück oder das Mittagessen mehr Zeit einzuräu-men, damit Sie entspannt essen können. Besonders schön wäre es, wenn Sie eine der beiden Mahlzeiten gemeinsam mit Ihrer Familie einnehmen und zu einem Familienereignis machen könnten!

Nahrungsergänzungsmittel: Nehmen Sie morgens auf leeren Ma-gen als Erstes ein Probiotikum sowie zwei Gläser Wasser zu sich (siehe Kapitel 12).

Ich empfehle außerdem, zwei Kapseln mit Verdauungsenzymen zum Frühstück einzunehmen. Enzymkapseln können Sie auch zu anderen Mahlzeiten einnehmen (siehe Kapitel 12).

Achten Sie auch auf eine tägliche Omega-3-Zufuhr von fünf bis zehn Gramm, entweder auf einmal oder über den Tag verteilt (sie-he Kapitel 10).

Multivitamin- und Multimineralpräparate halte ich ebenfalls für sinnvoll. Achten Sie vor allem auf einen hohen Vitamin-E-Gehalt.

Die kleine Zwischenmahlzeit am Nachmittag: Gönnen Sie sich am Nachmittag etwas Gesundes, vorzugsweise Bio-Obst, Nüsse oder irgendwelche anderen »echten« Nahrungsmittel, die ich in diesem Buch empfohlen habe.

Achten Sie auf die Flüssigkeitszufuhr: Trinken Sie vor jeder Haupt- und Zwischenmahlzeit ein Glas Wasser. Vor allem am Abend ist es wichtig, reichlich Wasser zu trinken (Kapitel 13).

Setzen Sie »echte« Nahrungsmittel auf Ihren Speiseplan: Ergänzen Sie Ihren Speiseplan mit frischen Bio-Produkten und Rohkost – sprich: mit lebendigen Nahrungsmitteln (Kapitel 10 und 15).

Zweiter Monat

Beginnen Sie mit den Sitzungen im SMART-Modus: Um weiterzukommen oder als Alternative zum CD-Hören, legen Sie eine zehnminütige Sitzung im SMART-Modus ein (Kapitel 8), am besten gleich morgens nach dem Aufstehen.

Gut möglich, dass Sie nach ein paar Monaten genug haben von der allabendlichen CD. Die morgendliche Visualisierungsübung sollten Sie jedoch auf jeden Fall als feste Gewohnheit beibehalten. Wenn Sie ähnliche Erfahrungen damit machen wie ich, werden Sie diese Übungen bald um nichts in der Welt mehr aufgeben wollen. Denn damit haben sie ein wirksames Mittel an der Hand, um jeden beliebigen Aspekt in Ihrem Leben in Ihrem Sinne zu verändern.

Falls Sie die CD also beiseitelegen, so nehmen Sie sich dennoch die Zeit für die Visualisierungsübung – wie gesagt, am besten gleich morgens oder abends vor dem Einschlafen.

Ich persönlich habe mir angewöhnt, sie abends zu machen, und halte das bis heute so. Als seinerzeit bei mir die ersten Pfunde purzelten, hatte ich eine Phase, in der ich dachte, ich bräuchte die Übung nicht mehr. Ich dachte, ich sei schon fast am Ziel angekommen und könne darauf verzichten. Dann aber ertappte ich mich dabei, wie ich wieder mehr aß und meine Gedanken häufiger ums Essen kreisten. Was war los? Wollte mein Körper etwa nicht mehr schlank sein? Ich fing an, mir Sorgen zu machen. Ich nahm also meine Visualisierungsübungen wieder auf, und siehe da, alles war wieder normal. Ich aß wieder weniger und musste auch weniger häufig ans Essen denken.

Wenn ich die Visualisierungsübung heute mache, ist es, als würde ich auf Autopilot schalten. Doch Stürme und Seitenwinde können auch den stabilsten Flieger leicht vom Kurs abbringen. Genau das passiert, wenn Ihr Körper Stress und Hektik ausgesetzt ist – dann kann auch er vom Kurs abkommen. Mit der allabendlichen Visualisierungsübung justieren Sie Ihren inneren Autopiloten immer wieder neu, sodass Sie nicht vom Kurs abkommen können.

Essen Sie mit Muße: Essen Sie in aller Ruhe. Nehmen Sie sich für diesen Monat vor, langsam zu essen, immer gut zu kauen, nicht vor dem Fernseher zu essen oder während des Essens zu lesen. Essen Sie bewusst.

Machen Sie aus jedem Mittag- oder Abendessen einen Salat. Ob Lasagne oder ein opulentes Truthahngericht, schnippeln Sie alles klein und garnieren Sie es mit viel frischem Grünzeug. Geben Sie so viel von Ihrem Lieblingsdressing hinzu, wie Sie möchten. Es soll Ihnen schließlich schmecken!

Legen Sie nach fünf bis zehn Minuten eine kurze Essenspause ein, um dem Gehirn die Möglichkeit zu geben, sich auf Ihren Magen einzustellen und die Botschaft zu »verdauen«, dass Nahrung reichlich vorhanden ist und es keinen Grund zum Schlingen gibt.

Hören Sie mit dem Essen auf, sobald Sie sich satt fühlen. Wenn Sie sich unsicher sind, machen Sie eine Pause von ein oder zwei Minuten, Sie können Ihr Mahl schließlich jederzeit fortsetzen (Kapitel 15).

Dritter Monat

Steigern Sie Ihre Lebenskraft: Führen Sie eine zehnminütige Kraftpause ein, entweder gleich morgens oder am frühen Nachmittag (Kapitel 15).

Trinken Sie einen Schluck Weizengras. Falls Sie keinen haben, greifen Sie auf andere chlorophyllreiche Kraftquellen zurück, auf Blattspinat beispielsweise oder anderes dunkelgrünes Blattgemüse.

Gehen Sie raus an die frische Luft, wenigstens für fünf Minuten. Praktizieren Sie die Übung »Sonne essen«, oder machen Sie einen Spaziergang an einem ruhigen und friedlichen Ort, zum Beispiel im Park oder an einem Fluss (Kapitel 11).

Trainieren Sie Ihr Hungergefühl: Sehen Sie zu, dass Sie in diesem Monat vermehrt tagsüber und weniger am Abend essen. Damit erzielen Sie einen wunderbaren Effekt: Letztendlich wird Ihr Körper auf diese Weise schließlich genau dann Hunger melden, wenn Sie die Energie benötigen, anstatt sie in Form von Fett über Nacht einzuspeichern (Kapitel 15). Vergessen Sie nicht, am Abend reichlich Wasser zu trinken. Das wirkt gegen dickmachende nächtliche Heißhungerattacken.

Essen Sie nur, wenn Sie Hunger haben: Während es anfangs wichtig ist, auf ein ausgiebiges Frühstück und vernünftige Zwischenmahlzeiten zu achten, lassen Sie das Abendessen ruhig ausfallen, wenn Ihnen nicht danach ist. Es gibt keine Regel, wonach wir zu irgendwelchen vorgegebenen Zeiten etwas essen müssten. Da Sie nun tagsüber reichlicher und gesünder essen, wäre es das Beste, wenn Sie abends überhaupt keinen Hunger mehr verspüren würden. Auf diese Weise sagt Ihr Körper Ihnen, dass er abnehmen will. Lassen Sie den Dingen einfach ihren Lauf.

Natürlich können Sie essen und gesellige Stunden genießen, wenn Sie mit Familie oder Freunden aus sind. Doch wenn Sie zu Hause sind, nichts vorhaben und auch nicht hungrig sind, dann lassen Sie Ihren abnehmwilligen Körper gewähren. Hören Sie auf das, was Ihr Körper möchte, und Sie können essen, wann und was Sie wollen. Aber essen Sie *niemals* aus purer Gewohnheit.

So machen es auch die natürlich schlanken Menschen; sie überspringen viele Mahlzeiten einfach. Wir sehen nur immer die Unmengen, die sie verspeisen, ohne dick zu werden; dass sie aber auch öfter mal gar nichts essen, das lassen wir außer Acht. Sie futtern nicht einfach in sich hinein, auch wenn sie gar keinen Hunger haben. Daran können wir uns ein Beispiel nehmen.

Vierter Monat

Die Devise lautet: Abspecken oder gefressen werden! Ihr Körper verändert sich nun schon seit Monaten. Er will nicht länger dick sein. Sie haben bereits viel mehr Energie und Sie werden künftig noch mehr haben. Vielleicht zieht es Sie nach draußen, vielleicht wollen Sie mit einem neuen Lebensstil experimentieren und sehen, wie welche Sportarten und Aktivitäten zu Ihnen passen. Vielleicht entdecken Sie auf diese Weise bisher unbekannte Leidenschaften, die Ihr Leben bereichern.

Praktizieren Sie die Visualisierungsübungen aus Kapitel 16, um Sport und Bewegung für sich zu entdecken und den größtmöglichen Nutzen daraus zu ziehen.

Setzen Sie sich positivem Stress aus, der Ihren Körper veranlasst, schlank sein zu wollen. Machen Sie irgendetwas Aufregendes oder Spannendes, etwas, das Sie schon immer einmal tun wollten (Kapitel 16).

Verwandeln Sie negativen in positiven Stress. Wenn Sie stressreiche Momente erleben, ob am Arbeitsplatz oder anderswo, dann **reagieren Sie den Stress ab,** indem Sie sich bewegen (Kapitel 16).

Um das besonders zu Beginn noch auftretende Verlangen nach Junkfood in den Griff zu bekommen, sind Visualisierungsübungen ein sehr wirksames Mittel. Ist das geschafft, sind Sie ein großes Stück weiter: Sie können sich richtig satt essen und dabei trotzdem abnehmen, und zwar ohne die psychischen, emotionalen und biologischen Schattenseiten herkömmlicher Diäten.

Haben Sie dennoch hin und wieder Lust auf Junkfood, dann probieren Sie die folgende Visualisierungsübung. Sie geht schnell und einfach und tut nicht weh – und sie ist äußerst effektiv.

Ich habe einen Freund, der früher öfter mal vorbeischaute. Häufig bot ich ihm etwas zu essen an. Doch jedes Mal lehnte er ab, egal, was ich ihm anbot. Ich sprach ihn schließlich darauf an. Er erzählte mir von einem Erlebnis aus seiner Kindheit, als ein Freund ihm heimlich aus Jux und Tollerei auf ein Sandwich gespuckt und es ihm dann gegeben hatte. Erst als er das Sandwich verzehrt hatte, beichtete sein Freund ihm diesen üblen Streich. Dieses Erlebnis war derart unauslöschlich in seinem Gedächtnis eingebrannt, dass er dreißig Jahre lang nicht in der Lage war, irgendetwas zu essen, das Freunde für ihn zubereitet hatten. Man stelle sich nur vor, wie viele gesellige Mahlzeiten ihm wegen dieser einen Lausbüberei in den ganzen dreißig Jahren entgangen waren. So kann es gehen, wenn man ein negatives Kindheitserlebnis hat.

Im SMART-Modus kann Ihr Gehirn nicht unterscheiden zwischen realen und eingebildeten Erlebnissen. Daher hält Ihr Gehirn alles, was Sie im SMART-Modus visualisieren, für real. Wenn Sie also Ihren Gelüsten an den Kragen wollen, dann lautet die Devise: *Je negativer, desto besser.* Und: Je widerwärtiger die Assoziation, desto wirksamer.

Eine Frau erzählte mir einmal, sie ekle sich vor Muscheln, weil sie

Visualisierungsübung gegen die Sucht nach Junkfood

Stellen Sie sich vor, dass Sie etwas essen, das Sie künftig nicht mehr essen möchten. Gleichzeitig stellen Sie sich vor, dass etwas passiert, das so widerwärtig ist, dass es Ihnen den Appetit verschlägt.

Überlegen Sie, was für Sie persönlich ganz besonders widerwärtig ist.

Für mich sind es Maden. Also habe ich mir immer vorgestellt, ich esse ein Stück Brot, und urplötzlich merke ich, dass es voller Maden ist. Ich sah diese Krabbeltiere überall im Brot, spürte sie förmlich im Mund und stellte mir dann vor, wie ich alle Bissen ausspuckte und mir vor lauter Ekel hundeelend wurde.

Indem Sie sich solche abschreckenden Bilder vor Augen rufen, stellen Sie eine negative Assoziation her zu dem Nahrungsmittel, das sie von Ihrem Speiseplan streichen wollen. Damit diese negative Assoziation nachhaltig wirksam bleibt, sollten Sie diese Übung im SMART-Modus durchführen (Kapitel 5), da Sie in diesem Zustand besonders offen und beeinflussbar sind.

als Kind einmal ein verdorbenes Exemplar erwischt und sich eine Lebensmittelvergiftung geholt hatte. Ich sagte ihr, sie solle sich Muscheln in Speisen vorstellen, auf die sie künftig verzichten möchte. Es hat wunderbar funktioniert.

Was ebenfalls gut funktioniert, ist, wenn das betreffende Nahrungsmittel einer Sache ähnelt, die man nicht essen würde. Zucker beispielsweise sieht aus wie fein gemahlene Glassplitter. Stellen Sie sich vor, Sie beißen in einen mit Zucker glasierten Krapfen und merken plötzlich, dass er mit Glassplittern überzogen ist, die Ihnen in den Rachen schneiden. Eine Frau erzählte mir, dass sie seit dieser Assoziation an keiner Bäckerei mehr vorbeigehen kann, ohne dass ihr übel wurde.

Mit Schokolade funktioniert es genauso gut, denn Schokolade sieht vielen ekligen Dingen ähnlich – Dreck, Matsch oder Schlimmeres, auf das ich hier nicht näher eingehen will. Je ekelerregender die Vorstellung für Sie ist, desto intensiver und dauerhafter ist der Effekt. Wenn Sie sich also vorstellen, Sie essen Schokoladeneis, um dann – leider zu spät – festzustellen, dass es gar kein Schokoladeneis, sondern eines dieser ekligen Dinge ist, werden Sie in Zukunft kein Interesse mehr an Schokolade haben.

Sind Sie mit den Visualisierungsübungen im SMART-Modus vertraut, können Sie sie auch tagsüber im normalen Wachzustand durchführen und die gleichen Ergebnisse erzielen. Visualisieren Sie Ihr ganz persönliches, negatives Assoziationsbild, und der Heißhunger auf dieses oder jenes wird Ihnen ganz schnell vergehen.

Diese Übung sollten Sie aber erst durchführen, nachdem Sie in den Monaten zuvor die Gründe für Ihr Dicksein aufgearbeitet und sie beseitigt haben. Sehr wahrscheinlich werden Sie diese Übung dann gar nicht mehr brauchen, da Sie ganz automatisch weniger Lust auf Junkfood haben werden. Aber sollten Sie die Übung trotzdem einmal ausprobieren wollen, so kann ich Ihnen versichern, dass sie schnell und effektiv wirkt, und zwar bei jedem.

Mit meiner Methode müssen Sie nicht krampfhaft auf irgendeine Speise verzichten, vielmehr beseitigen Sie das Verlangen danach.

Ein guter Rat für alle Zeiten

FOLGEN SIE IHREM HERZEN.

Wenn es irgendetwas gibt, wonach Ihr Herz verlangt, dann hören Sie auf diese Stimme, vertrauen Sie ihr und geben Sie ihr nach.

Monatsplan kompakt

Im Folgenden habe ich Ihnen noch einmal in kompakter Form zusammengefasst, wie Ihr Tagesablauf in den einzelnen Monaten aussehen kann.

Was Sie daneben den ganzen Tag über tun können: Denken Sie sich schlank. Visualisieren Sie sich selbst als eine schlanke Person. Was immer Sie auch gerade tun, stellen Sie sich vor, Sie tun es in einem schlanken, »idealen« Körper.

Erster Monat

Tageszeit	Aufgaben
kurz vor dem Schlafengehen	Betrachten Sie das Bild. Visualisieren Sie Ihren Idealkörper. *Dauer: zwei Minuten*
gleich im Anschluss	Hören Sie die CD an, während Sie einschlafen.
morgens nach dem Aufwachen, während Sie noch im Bett liegen	Visualisieren Sie Ihren Idealkörper. *Dauer: zwei Minuten*
vor dem Frühstück	Trinken Sie zwei Gläser Wasser mit einem Probiotikum.
Frühstück	Frühstücken Sie ausgiebig. Essen Sie ausreichend Proteine, Omega-3-Fettsäuren und frische, lebendige Nahrungsmittel. Nehmen Sie Verdauungsenzyme ein.

Zweiter Monat

Tageszeit	Aufgaben
mittags	Essen Sie in aller Ruhe. Genehmigen Sie sich einen Salat ganz nach Ihrem Geschmack.
nachmittags	Essen Sie *richtige* Nahrungsmittel als Zwischenmahlzeit.
irgendwann tagsüber (idealerweise gleich morgens)	Visualisierungssitzung im SMART-Modus *Dauer: zehn Minuten*
vor den Mahlzeiten und Zwischenmahlzeiten, am Abend und jederzeit zwischendurch	Trinken Sie reichlich Wasser!
generell	Achten Sie darauf, dass Sie ausreichend Proteine, Omega-3-Fettsäuren, frische, lebendige Nahrungsmittel und Verdauungsenzyme zu sich nehmen. Nehmen Sie Multivitamin- und Multimineralpräparate ein.

Dritter Monat

Tageszeit	Aufgaben
kurz vor dem Schlafengehen	Visualisieren Sie (zwei Minuten lang) 1. Ihren Idealkörper. 2. eine Kraftpause für den folgenden Tag. *Dauer: zwei Minuten*
gleich im Anschluss	Hören Sie die CD, falls Sie Lust darauf haben.

Tageszeit	Aufgaben
morgens nach dem Aufwachen, während Sie noch im Bett liegen	Visualisieren Sie 1. Ihren Idealkörper. 2. den bevorstehenden Tag. *Dauer: eine Minute*
vor dem Frühstück	Trinken Sie zwei Gläser Wasser mit einem Probiotikum.
Frühstück	Frühstücken Sie ausgiebig. Essen Sie ausreichend Proteine, Omega-3-Fettsäuren und frische, lebendige Nahrungsmittel. Nehmen Sie Verdauungsenzyme ein.
mittags	Essen Sie reichlich *richtige* Nahrungsmittel. Versuchen Sie nach und nach, sich an ein spätes Mittagessen zu gewöhnen.
nachmittags	Essen Sie *richtige* Nahrungsmittel als Zwischenmahlzeit. Legen Sie eine Kraftpause ein. *Dauer: zehn Minuten*
abends	Essen Sie möglichst früh und achten Sie darauf, reichlich zu trinken.
irgendwann tagsüber (idealerweise gleich morgens)	Visualisierungssitzung im SMART-Modus *Dauer: zehn Minuten*
vor den Mahlzeiten und Zwischenmahlzeiten, am Abend und jederzeit zwischendurch	Trinken Sie reichlich Wasser!
generell	Achten Sie darauf, dass Sie ausreichend Proteine, Omega-3-Fettsäuren, frische, lebendige Nahrungsmittel und Verdauungsenzyme zu sich nehmen. Nehmen Sie Multivitamin- und Multimineralpräparate ein.

Vierter Monat

Tageszeit	Aufgaben
kurz vor dem Schlafen-gehen	Visualisieren Sie 1. Ihren Idealkörper. 2. am folgenden Tag körperlich aktiv zu sein. *Dauer: zwei Minuten*
gleich im Anschluss	Hören Sie die CD je nach Bedarf in regelmäßigen Abständen.
morgens nach dem Aufwachen, während Sie noch im Bett liegen	Visualisieren Sie 1. Ihren Idealkörper. 2. heute körperlich aktiv zu sein. *Dauer: eine Minute*
vor dem Frühstück	Trinken Sie zwei Gläser Wasser mit einem Probiotikum.
Frühstück	Essen Sie ausreichend Proteine, Omega-3-Fettsäuren und frische, lebendige Nahrungsmittel. Nehmen Sie Verdauungsenzyme ein.
mittags	Arbeiten Sie weiter an Ihrem Rhythmus, indem Sie tagsüber größere Mengen essen.
nachmittags	Legen Sie eine Kraftpause ein. *Dauer: zehn Minuten*
abends	Essen Sie möglichst früh, und achten Sie darauf, reichlich zu trinken.
irgendwann tagsüber (idealerweise gleich morgens)	Visualisierungssitzung im SMART-Modus *Dauer: zehn Minuten* Geben Sie Ihrem natürlichen Bewegungs-drang nach. Tun Sie etwas, das Ihnen Spaß macht. Legen Sie jedoch an mindestens drei Tagen pro Woche eine Pause ein.

Tageszeit	Aufgaben
vor den Mahlzeiten und Zwischenmahlzeiten, am Abend und jederzeit zwischendurch	Trinken Sie reichlich Wasser!
generell	Achten Sie darauf, dass Sie ausreichend Proteine, Omega-3-Fettsäuren, frische, lebendige Nahrungsmittel und Verdauungsenzyme zu sich nehmen. Nehmen Sie Multivitamin- und Multimineralpräparate ein.

Für alle weiteren Monate

Tageszeit	Aufgaben
kurz vor dem Schlafengehen	Visualisieren Sie 1. Ihren Idealkörper. 2. Ihr ideales Leben. *Dauer: eine Minute*
morgens nach dem Aufwachen, während Sie noch im Bett liegen	Visualisieren Sie 1. Ihren Idealkörper. 2. Ihr ideales Leben. *Dauer: eine Minute*
tagsüber	Fahren Sie mit all den positiven Gewohnheiten fort, die Sie angenommen haben.
generell	Leben Sie ein aktives, dynamisches Leben. Vertrauen Sie der Stimme Ihres Herzens, und folgen Sie ihr!

19 Wie schnell kann ich abnehmen?

Die Gabriel-Methode ist keine Diät, wie Sie inzwischen wissen. Die große Versprechung aller Diäten ist das schnelle Abnehmen. Über den Rebound-Effekt (den Umkehreffekt, den berühmten Jo-Jo-Effekt), der sich nach Ende der Diät einstellt, wird dabei der Mantel des Schweigens gedeckt. Ich möchte es noch einmal ganz deutlich sagen: Die Gabriel-Methode ist keine Diät, die man anfängt und irgendwann wieder aufhört. Sie ist eigentlich auch keine »Methode«. Sie ist ein Konzept, und dieses Konzept ist sehr einfach und klar: solange Ihr Körper dick sein will, wird er Sie zwingen, dick zu sein. Und wenn Ihr Körper schlank sein will, wird er Sie zwingen, schlank zu sein. Mein Konzept zielt darauf ab, die Gründe, warum Ihr Körper dick sein will, auszuräumen und Ihre Gewichtsprobleme ein für alle Mal zu lösen. Wie schnell Sie dabei abnehmen, kommt ganz auf Ihre persönlichen Lebensumstände an.

Wenn Übergewicht schon immer ein zentrales Thema in Ihrem Leben war und Sie eine lange Diätengeschichte hinter sich haben, dann wird es einige Zeit dauern, bis sowohl die hormonellen und biochemischen Prozesse als auch die psychischen und emotionalen Prozesse wieder ins Lot kommen. Höchstwahrscheinlich hat Ihr Körper irgendwann die Fähigkeit zur effizienten Fettverbrennung verloren. Und diese Fähigkeit gewinnen Sie nicht von heute auf morgen zurück. Es ist gut möglich, dass Sie zu Beginn nur langsam oder gar nicht an Gewicht verlieren.

Es kann sogar durchaus sein, dass Sie in den ersten Wochen zunehmen – eine Art vorgelagerter Rebound-Effekt, der aus dem chronischen Hungerzustand resultiert, in dem Ihr Körper sich nach jahrelangen Diäten befindet.

Nach wenigen Wochen jedoch, in denen Sie essen, was Sie wollen, werden Sie feststellen, dass sich Ihr Appetit verändert, dass Ihr Körper nach gesünderen Lebensmitteln verlangt und Sie gar nicht mehr so oft ans Essen denken. Sobald Sie an diesen Punkt gekommen sind, hat das stetige Abnehmen begonnen.

Ab diesem Moment passiert das Unglaubliche: Noch während Sie im Begriff sind, die Gründe zu beseitigen, die Ihren Körper zum Dicksein veranlassen, beginnen Sie immer schneller abzunehmen. Sobald Ihr Körper schlank sein will, beginnt er, Fette sehr effizient zu verbrennen; er wird zu einer echten Fettverbrennungsmaschine. Je schlanker Ihr Körper sein will, desto schneller nehmen Sie ab. Genau aus diesem Grund purzeln die Pfunde mitunter rasant.

Das soll aber nicht heißen, dass Sie nicht auch mal einen Stillstand erleben. Damit sollten Sie auf jeden Fall rechnen. Doch wenn Sie Ihre Fortschritte insgesamt betrachten, so werden Sie bemerken, dass das Abnehmen mit der Zeit immer schneller geht.

Haben Sie dann so viel abgenommen, wie Sie abnehmen wollten, werden Sie Ihr Idealgewicht mühelos halten können, denn Sie waren ja nicht auf Diät; Sie haben sich nichts vorenthalten, das Sie jetzt wieder essen. Sie haben lediglich Ihren Körper transformiert, ihn von Grund auf verändert und dazu gebracht, schlank sein zu *wollen*. In der Folge musste er unweigerlich schlank werden, er kann nicht anders. Unterdessen haben Sie begonnen, sich gesund zu ernähren, und sich positive Lebensgewohnheiten angeeignet, die Sie für immer beibehalten werden.

Straffes Gewebe durch schonende Gewichtsreduktion

Was außerdem für die Gabriel-Methode spricht, ist, dass Ihre Haut nach dem Abnehmen straff sein wird. Wenn Sie mit einer Blitzdiät oder einem chirurgischen Eingriff in kurzer Zeit eine massive Gewichtsreduktion herbeiführen wollen, kann es sein, dass Ihre Haut danach in schlaffen Lappen an Ihnen herunterhängt. Das rührt daher, dass der körperliche Stress, den eine erzwungene Gewichtsreduktion mit sich bringt, den Cortisolspiegel in die Höhe treibt, und Cortisol bewirkt, dass die Haut an Spannkraft verliert. Die Gabriel-Methode erzeugt keinen derartigen körperlichen Stress, der Cortisolspiegel sinkt und hält so die Haut so dehnbar wie möglich.

Darüber hinaus wirkt mein Ansatz entgiftend, verjüngend und revitalisierend – zusammen mit den Visualisierungsübungen führt das dazu, dass Haut und Gewebe gut mit dem Gewichtsverlust zurechtkommen. Alles ist darauf abgestimmt, Ihre Haut gesünder, fester, strahlender und dehnbarer zu machen.

Aus all diesen Gründen sollte es Ihnen letztendlich nicht darum gehen, wie schnell Sie abnehmen können; konzentrieren Sie sich darauf, die gesamte Problematik um Ihr Übergewicht zu beseitigen, um Ihren Traumkörper zu erschaffen.

Fangen Sie heute an!

Warum fangen Sie nicht gleich heute Abend an? Es ist ganz einfach: Nehmen Sie die beiliegende CD zur Hand, und machen Sie vor dem Einschlafen ein paar Visualisierungsübungen. Visualisieren Sie Ihren Traumkörper, und stellen Sie sich darüber hinaus vor, wie Sie gleich am folgenden Morgen losgehen, um einige der Dinge zu besorgen, die Sie für den ersten Monat benötigen:

Checkliste für den ersten Monat

- Bild Ihres Idealkörpers
- Probiotikum
- Verdauungsenzyme
- Multivitamin- und Multimineralpräparate
- Nahrungsergänzungsmittel mit Omega-3-Fettsäuren
- frische Produkte – vorzugsweise saisonale Bioprodukte, die in Ihrer Nähe angebaut wurden

Andere Produkte, die Sie künftig auf Ihren Speisezettel setzen könnten, sind zum Beispiel Leinsamen, Leinsamenöl, Molkeneiweiß oder Xylitol.

Machen Sie noch heute den ersten Schritt, und Sie haben das Schwerste hinter sich gebracht, nämlich die Trägheit überwunden. Sobald Sie den Anfang geschafft haben, wird Ihr Leben rasant an Fahrt aufnehmen, und Sie sind auf dem besten Wege, Ihren Körper und möglicherweise auch Ihr ganzes Leben zum Besseren zu verändern.

Am Anfang steht der erste Schritt. Wagen Sie ihn – am besten noch heute!

Anhang

Die biochemischen Hintergründe der FAT-Programme

Dieser Anhang richtet sich hauptsächlich an Leser, die eine gewissen Vorbildung im Bereich der Biochemie haben oder gerne tiefer in diese Themen einsteigen wollen.

Ich verwende den Begriff »FAT-Programme« für ein Stoffwechselprofil, das eine Verschiebung des »Set-Points« (des genetisch festgelegten »Soll-Gewichts«) bewirkt und dem Körper signalisiert, er müsse immer dicker werden, um sich selbst zu erhalten und das Überleben zu sichern.

Leptin

Leptin ist ein Hormon, das von Fettzellen produziert wird. Als Botenstoff übermittelt es dem Gehirn, wie viel Fett in unserem Körper vorhanden ist.

Die Entdeckung des Hormons 1994 hat den Forschungsbereich der Stoffwechselphysiologie radikal verändert. Leptin gilt als das Hormon, das die Hauptrolle bei der Regulierung des Fettstoffwechsels und damit des Körpergewichts spielt. Es bewirkt Sättigungsgefühle,[66] hemmt das Verlangen nach Zucker,[67] signalisiert der Schilddrüse, den Stoffwechsel zu beschleunigen,[68] und der Leber, die Fettverbrennung in Gang zu setzen[69].

Der Effekt: Wenn der Leptinspiegel steigt, essen wir weniger; wir verbrennen mehr Kalorien, und wir verbrennen auch das Fett sehr leicht. Aus diesem Grund galt der Botenstoff von Anfang an als potenzielles Heilmittel gegen die immer mehr um sich greifende Fettsucht.

240

In einer Reihe von Modellversuchen hat man Ratten und Mäuse genetisch so verändert, dass sie kein Leptin mehr produzieren konnten. Sie blieben unersättlich und verfetteten derart, dass ihr normales Körpergewicht sich schließlich verdreifacht hatte.[70] Die Gabe von Leptin führte bei diesen Ratten zu einem dosierungsabhängigen Gewichtsverlust: Je mehr Leptin sie verabreicht bekamen, desto magerer wurden sie.[71] Ein seltener genetischer Defekt beim Menschen, der einen Mangel an Leptin erzeugt, verursacht daneben auch Fettsucht und kann mit Leptin wirksam behandelt werden.[72]

Leider klang die anfängliche Begeisterung für das neu entdeckte Hormon rasch ab, denn mit Ausnahme der ganz wenigen Menschen mit dem beschriebenen, extrem seltenen Defekt, hatte die Leptingabe bei Übergewicht einen nur geringen oder gar keinen Effekt. Fast alle stark übergewichtigen Menschen weisen einen erhöhten Spiegel dieses Hormons auf, was schlicht daran liegt, dass die Fettzellen umso mehr Leptin produzieren, je dicker man wird. Chronisch fettleibige Menschen haben nicht zu wenig Leptin, sie sind vielmehr resistent dagegen. Die Fachwelt spricht hier von »Leptinresistenz«. Der Körper hört nicht mehr auf das Hormon, und die zuständigen Zellen sind ebenfalls taub dafür; sie reagieren nicht mehr so, wie sie sollten.

Eine solche Resistenz hat genau den gleichen Effekt, als wäre im Körper wenig oder gar kein Leptin vorhanden. Je stärker diese Leptinresistenz ausgeprägt ist, desto dicker wird eine Person.

Es geht also nicht um immer mehr Leptin, sondern darum, den Körper für das Leptin zu sensibilisieren und ihm beizubringen, wieder darauf zu reagieren. Je sensibler er wird, desto schlanker wird er.

Leptin-sensible Menschen

- haben weniger Hunger
- sind schneller satt
- haben weniger Verlangen nach Zucker

- haben einen schnellen Stoffwechsel
- haben mehr Energie
- erhalten sich die Fähigkeit zu einer effizienten Fettverbrennung.

Wie dick oder schlank ein Mensch wird, richtet sich also einzig danach, wie sensibel der Körper auf Leptin reagiert oder ob er dagegen resistent ist.

Die Set-Point-Theorie

Dass Leptin eine wichtige Rolle spielt, den Set-Point (das genetisch festgelegte Sollgewicht oder Idealgewicht) des Körpers zu regulieren, darin sind sich die Forscher weitgehend einig. Die Theorie dieses Sollwerts (Set-Point-Theorie) besagt, dass der Körper nach einem Idealgewicht strebt und dieses möglichst beibehalten will. Übersteigt das Körpergewicht diesen Sollwert, hat man weniger Hunger und isst weniger, bis das Körpergewicht wieder auf den Set-Point zurückgefallen ist. Sinkt das Körpergewicht unter diesen Wert, hat man öfter Hunger und isst mehr, bis sich das Körpergewicht wieder auf den Set-Point eingependelt hat.

Wer an die Existenz eines solchen Sollwertes glaubt, der nimmt zumeist eine eher resignative Haltung ein, weil er davon ausgeht, dass dieser Sollwert eine unabänderliche Tatsache und das eigene Körpergewicht daher vorherbestimmt ist. Sehr viel sinnvoller allerdings ist es, diesen Set-Point als einen Wert zu betrachten, der nicht nur durch die Gene, sondern auch durch umweltbedingte und emotionale Stressfaktoren bestimmt wird. Insofern verschiebt sich unser körpereigener Sollwert je nach Stressfaktoren, die wir im Laufe unseres Lebens erfahren, und die unser Körper als lebensbedrohlich wahrnimmt.

Dass der Set-Point weitgehend abhängig ist von Stressfaktoren, ist auch das Ergebnis einer Studie von Dallman et al.[73] In dieser Studie legte man Ratten über Elektroden eine geringe elektrische Spannung an, um bioelektrisch chronische Stressmomente zu simulieren, wie sie der Mensch in seinem modernen Alltag unablässig erfährt. Danach hatten die Ratten die Wahl zwischen ihrer gewohnten und hochkalorischer Nahrung; sie konnten ganz normales Wasser trinken oder Zuckerwasser.

Die gestressten Ratten zogen die hochkalorische Nahrung und das Zuckerwasser ihrer normalen Kost vor und nahmen beträchtlich zu. Die Kontrollgruppe hingegen wählte die normale Kost; bei diesen Ratten zeigte sich keine Gewichtsveränderung. Die gestressten Ratten kehrten zu ihrer normalen Kost und ihrem normalen Gewicht zurück, sobald man ihnen die Elektroden wieder abnahm. Der Stress hatte ihren Set-Point zeitweilig verschoben, und als der Stress vorbei war, pendelte der Wert sich wieder auf einem normalen Niveau ein.

Ich glaube, dass der Set-Point die Leptin-Sensibilität bestimmt. Beschließt Ihr Körper aus überlebenstechnischen Gründen, den Set-Point nach oben zu verschieben, sodass Sie immer dicker werden, entwickeln Sie eine Leptinresistenz. Beschließt er hingegen, dass Schlanksein von Vorteil sei, so fördert er die Leptinsensibilität – ein ganz simples Prinzip.

Ich habe in diesem Buch oft davon gesprochen, dass »der Körper die FAT-Programme aktiviert«, womit ich nichts anderes meine, als dass der Körper den Gewichts-Sollwert in Richtung Dicksein verschiebt und damit seine relevanten Bereiche resistenter macht gegen das Hormon Leptin.

Die Auslöser der FAT-Programme

Daraus ergeben sich zwei Fragen: Was bewirkt, dass der Set-Point sich verschiebt? Und wie kommt es dazu, dass der Körper mehr oder weniger sensibel auf Leptin reagiert?

Es gibt eine Reihe von biochemischen und hormonellen Botenstoffen, die eine Leptinresistenz verursachen oder beeinflussen können. Folgende Umstände haben einen negativen Effekt auf die Leptinsensibilität:

- ein chronisch erhöhter Cortisolspiegel (entweder durch einen Anstieg der Plasmakonzentrationen[74] oder intrazellulär durch eine Zunahme des Fettgewebes[75])
- erhöhte Triglyceridwerte[76]
- Insulinresistenz[77]
- der Anstieg proinflammatorischer Zytokine wie der Tumornekrosefaktoren (TNF-α und IL-6 und C-reaktives Protein)[78]

Leptin- und Cortisolresistenz

Dass eine Beziehung besteht zwischen Cortisol und Leptinresistenz, ist unbestritten. Ein Krankheitsbild mit der Bezeichnung Cushing-Syndrom ist die Folge eines hohen Cortisolspiegels im Blut. Menschen, die davon betroffen sind, sind typischerweise fettsüchtig und weisen eine Leptinresistenz auf.[79] Menschen, deren Cortisolwerte durch Medikamentgaben künstlich erhöht sind, leiden unter den ähnlichen Symptomen. Allerdings normalisiert sich hier die Situation nach Ende der Medikation wieder.

Die Beziehung zwischen Cortisol und Leptinresistenz reicht aber noch weiter. Ratten ohne Adrenalindrüse, die man systematisch unter Stress gesetzt hatte, waren unfähig, Cortisol zu produzieren. Diese Ratten verfetteten nicht, und sie wurden auch nicht leptinresistent. Intravenöse Cortisolgaben hingegen bewirkten, dass sie schnell an Gewicht zunahmen und eine dosisabhängige Leptinresistenz entwickelten.[80] Je höher die Cortisolgaben, desto fetter und leptinresistenter wurden diese Ratten.

Die Beziehung zwischen Cortisol und Leptinresistenz ist zwar weithin anerkannt, wird jedoch häufig ignoriert. Das rührt daher, dass die meisten übergewichtigen Menschen keinen signifikant erhöhten Cortisolspiegel aufweisen. Jedoch geht der Zusammenhang zwischen erhöhten Cortisolspiegeln und Leptinresistenz über einen Anstieg der Plasmakonzentrationen hinaus.

Der Cortisolspiegel kann intrazellulär erhöht sein, was sich aber nicht unbedingt im Blut, Speichel oder Urin zeigt, weshalb Fachärzte meist schnell dabei sind, diese Beziehung zu ignorieren. Das 11-Beta-Hydroxysteroid-Dehydrogenase-1-Enzym (11β-HSD 1), das im Fettgewebe, in der Leber und in den Hirnzellen vorhanden ist, verwandelt inaktives Cortison in aktives Cortisol, wobei es den Cortisolspiegel innerhalb der Zelle erhöht.[81] Ein dauerhaftes Überangebot an Cortisol, sprich eine Überexpression des 11β-HSD 1-Enzyms, kann eine Form von intrazellulärem Hypercortisolismus verursachen.

Studien haben gezeigt, dass das 11β-HSD 1-Enzym in den Fettzellen der meisten übergewichtigen Menschen sehr aktiv ist.[82] Studien mit Mäusen haben ergeben, dass eine Fettsucht und Leptinresistenz entsteht, wenn dieses Enzym übermäßig aktiv ist.[83] Was den Körper veranlasst, das Enzym zu aktivieren, ist eine Frage, auf die die Experten noch keine Antwort gefunden haben. Es ist nicht ausgeschlossen, dass dieses Enzym ein potenzielles Allheilmittel gegen Adipositas ist. Fettsucht wird deshalb auch häufig als »Cushing-Syndrom der Fettzellen« bezeichnet.[84]

Leptinresistenz und Triglyceride

Eine interessante Studie aus dem Jahr 2004 ergab, dass Triglyceride eine Form von Leptinresistenz verursachen, indem sie das Leptin im Blutstrom binden. Das Leptin kann somit die Blut-Hirn-Schranke nicht überwinden.[85]

Die Folge ist, dass das Gehirn eine falsche Information über die tatsächlich im Blut vorhandene Leptinmenge bekommt. Da viele Leptinrezeptoren im Hirnstamm vor der Blut-Hirn-Schranke angesiedelt sind, kommen dadurch noch andere Mechanismen in Gang, die einen gewissen Einfluss haben auf die körperliche Selbstregulation, was wiederum leicht zu einer Verschiebung des Gewicht-Sollwerts führen kann.

Leptin- und Insulinresistenz

Insulinresistenz und Leptinresistenz stehen ebenfalls in einem engen biochemischen Zusammenhang mit der Fettsucht. Die Leptinresistenz kann eine Insulinresistenz verursachen und umgekehrt.[86]

Insulinresistenz führt zu Hyperinsulinismus oder einem chronisch erhöhten Insulinspiegel. Hyperinsulinismus kann unter Umständen eine Leptinresistenz bewirken. Interessanterweise kann ein chronisch erhöhter Cortisolspiegel (im Plasma wie intrazellulär) erhöhte Triglyceride sowie eine Insulinresistenz verursachen.[87]

Proinflammatorische Zytokine und Leptinresistenz

Die Zytokine TNF-α und IL-6 aktivieren nachweislich die Expression des 11β-HSD 1-Enzyms in bestimmten Fettzellen[88] und verursachen eine Insulinresistenz.[89] Zudem kann es zu einer vermehrten Expression des SOCS3-Gens in bestimmten Zellen kommen.[90]

Das Stoffwechselprofil der Fettsucht

Nahezu alle stark übergewichtigen Menschen sind leptinresistent, weisen typischerweise erhöhte Cortisolspiegel (entweder im Blutserum oder intrazellulär) und erhöhte Triglyceride auf sowie eine Insulinresistenz und Hyperinsulinismus. Die oben erwähnten proinflammatorischen Zytokine gelten ebenfalls als Biomarker für die Fettsucht.

Hunger- und temperaturbedingte Stressreaktion im Zusammenhang mit Fettsucht

Hungersnot und Kälte sind umgebungsbedingte Stressoren, die eine Ansammlung und Einspeicherung von Fett zu Überlebenszwecken begünstigen. Ist der Körper diesen Stressoren chronisch ausgesetzt, wird er theoretisch dazu verleitet, immer dicker sein zu wollen und seinen Set-Point zu verschieben. Etliche Studien stützen diese Theorie. So haben Versuche ergeben, dass Ratten, die in den ersten beiden Lebensmonaten extremer Kälte ausgesetzt waren, als ausgewachsene Tiere dicker und schwerer waren als der Durchschnitt.[91] Dies deutet darauf hin, dass sie aufgrund der äußeren Umstände ihren Gewichts-Sollwert verschoben haben. Sehr interessant ist auch eine Studie an viertausend Frauen in Großbritannien, die ergab, dass diejenigen Frauen, die in bitterkalten Wintermonaten geboren worden waren, in ihrem späteren Leben vergleichsweise sehr viel eher eine Insulinresistenz und erhöhte Triglyceridwerte entwickelten.[92]

In vielerlei Hinsicht schaffen sowohl Hunger als auch Kälte ein Stoffwechselprofil, das dem heute weit verbreiteten Krankheitsbild der Fettsucht ähnelt. Hungergefühle und kalte Temperaturen bedeuten Stress für den Körper, der durch eine vermehrte Expression des 11β-HSD 1[93] zu erhöhten Cortisolspiegeln führt (im Plasma[94] wie intrazellulär) sowie zu erhöhten Triglyceridwerten[95] und Insulinresistenz.[96]

Unter Einwirkung dieser Stressoren sendet der Körper biochemische Signale aus, die ihn resistenter machen gegen das Hormon Leptin.

Diese biochemischen Veränderungen sind nach meinem Dafürhalten eindeutige stressbedingte Reaktionen auf Hunger und Kälte. Unser Organismus ist so programmiert, dass er auf das reagiert, was rund um ihn herum passiert. Hunger und Kälte signalisieren dem Körper, dass es in unserem ureigensten Interesse liegt, immer dicker zu werden und unseren Gewichts-Sollwert entsprechend zu verschieben.

Die Vielzahl umweltbedingter und emotionaler Stressoren, wie sie für das Leben in der modernen Alltagswelt bezeichnend sind, führt dazu, dass chronisch erhöhte Cortisolspiegel, Triglyceridwerte und proinflammatorische Zytokinspiegel ebenso wie Insulinresistenz und Hyperinsulinismus heute keine Seltenheit sind.

Ich halte es für durchaus möglich, dass die Stressoren des modernen Lebens das gleiche Stoffwechselprofil erzeugen wie andauernde Hunger- und/oder Kälteperioden und so den Körper verleiten, uralte Überlebensmechanismen zu aktivieren, die zu einer Verschiebung des Set-Points in Richtung Fettspeicherung führen.

Liegt dieses biochemische Profil vor, reagiert der Körper, als würde er Hunger leiden, und zeigt eine hungerbedingte Stressreaktion, obwohl unbegrenzt Nahrung vorhanden ist – eine Versorgungssituation, wie sie der menschliche Organismus nie zuvor erlebt hat.

Was folgt, ist ein Teufelskreis: Hohe Leptinspiegel führen ebenfalls zur Ausbildung einer Leptinresistenz, sprich: je dicker, umso resistenter. Insulinresistenz verursacht Hyperinsulinismus. Das heißt, der Körper vermag es nur noch, einen sehr kleinen Nährstoffanteil in die

Zellen zu leiten, während der große Rest im Blut verbleibt und vom Insulin schließlich in das Fettgewebe geschleust wird, welches damit förmlich gemästet wird. Die Fettverbrennung ist gehemmt, da das Insulin lipogene (fettproduzierende) Enzyme aktiviert und Glucagon und lipolytische (fettlösende) Enzyme unterdrückt.

Ich nenne dieses Stoffwechselprofil »hunger- und temperaturbedingte Stressreaktion« oder »Fett-Stress-Reaktion«.

Gewichtszunahme statt Kampf-oder-Flucht-Reaktion

Es gibt einen Unterschied zwischen der Kampf-oder-Flucht-Reaktion und der »Fett-Stress-Reaktion«, also dem stressbedingten Übergewicht.

Aus offensichtlichen Gründen ist die Gewichtszunahme der Kampf-oder-Flucht-Reaktion diametral entgegengesetzt, was das Leptin anbelangt. Der Stress, vor einem Angreifer fliehen zu müssen, sollte den Körper buchstäblich zum Schlanksein »bewegen«, um auch das Risiko künftiger Angriffe zu minimieren. Theoretisch sollte die Aktivierung der Kampf-oder-Flucht-Reaktion die Verschiebung des Set-Points in die entgegengesetzte Richtung bewirken und somit eine gesteigerte Leptinsensibilität erzeugen. Die Tatsache, dass akute (positive) Stressoren wie körperliche Bewegung zu verminderten Cortisol- und Triglyceridspiegeln führen sowie zu einer erhöhten Insulinsensibilität, untermauert diese Theorie.

Die Kampf-oder-Flucht-Reaktion ist die gängige Bezeichnung für die Stressreaktion, die auf die sogenannte Hypothalamus-Hypophysen-Nebennieren-Achse (HPA) wirkt.

Inwiefern der Körper sich einem gegebenen Stressor anpasst, hängt sehr wahrscheinlich davon ab, ob die Stressreaktion im Hypothalamus durch die Freisetzung des Hormons Corticoliberin (CRH) angestoßen wird.

In der typischen Kampf-oder-Flucht-Reaktion sind die CRH-Werte erhöht,[97] was die Kettenreaktion der HPA-Achse anstößt. Diese Form der Stressreaktion verursacht keine chronisch erhöhten Cortisolspiegel, da eine negative Rückkopplungsschleife zwischen Cortisol und CRH besteht. CRH erhöht aber nachweislich die Leptinsensibilität,[98] wird mit Appetitverlust und anorexischen Symptomen in Verbindung gebracht, die Menschen aufweisen, für die Laufen oder Joggen zu einer Sucht geworden ist.[99] Insofern kann die natürliche Kampf-oder-Flucht-Reaktion auf einen Stressor den Körper zum Schlanksein bewegen – wie es eigentlich auch zu erwarten wäre.

Läuft die Stressreaktion aber am Hypothalamus und dem CRH vorbei, dann verliert sich auch die negative Rückkopplungsschleife, und es kommt möglicherweise zu unregulierten Cortisolkaskaden – zu einer chronischen Aktivität des Stressreaktionsnetzwerks etwa, wo Amygdalin die Ausschüttung von ACTH (Adrenocorticotropes Hormon) stimuliert (wie im Rattenmodellversuch von Dallman)[100], zu einer übermäßig aktiven HPA-Achse (wie beim Cushing-Syndrom), sowie zu einer vermehrten Expression des 11β-HSD 1-Enzyms. All diese Stressreaktionen verursachen nachweislich Fettsucht.

Bezeichnenderweise haben Studien zu Hungersymptomen ähnliche Stressreaktionen nachgewiesen. Während der Cortisolspiegel bei Hungersymptomen erhöht ist, ist der CRH-Spiegel niedriger[101] [102] oder unverändert[103]. Das CRH, das die Aktivitäten der HPA-Achse anstößt, kann also nicht für die erhöhten Cortisolspiegel verantwortlich sein, sondern es sind ganz offenbar andere Wirkmechanismen im Spiel.

Hinzu kommt, dass der CRH-BP-Spiegel erhöht ist, und zwar sowohl bei Hungersymptomen als auch bei adipösen Ratten.[104] CRH-BP ist ein Hormon, das die Wirkung von CRH *behindert*. Die Stressreaktion bei Fettsucht sowie bei Hungersymptomen ist also keine

»normale« Kampf-oder-Flucht-Reaktion bzw. entsprechende Aktivierung der HPA-Achse.

Fettsucht wird oft beschrieben als eine »anormale« Funktion der HPA-Achse. Es kann sich aber auch durchaus nur um eine andere Form von Stressreaktion handeln – um eine Hunger- oder »Fett-Stress-Reaktion« anstelle einer Kampf-oder-Flucht-Reaktion.

Psychischer und emotionaler Stress

Im Allgemeinen geht man davon aus, dass unser Körper sämtlichen psychischen und emotionalen Stressoren mit einer Kampf-und-Flucht-Reaktion begegnet, und ist sich einig darin, dass der Körper sämtliche psychische und emotionale Bedrohungen als eine Form von Angriff deutet. Doch diese Annahme scheint grob vereinfacht, entbehrt jeglicher Grundlage und ist nicht beweisbar.

Zweifelsohne deutet unser Körper sämtlichen psychischen und emotionalen Stress als eine Form von körperlicher Bedrohung. Aber woher will man wissen, welcher Art diese körperliche Bedrohung ist – ein Angreifer, eine Hungersnot, Kälte oder sonstiges?

Hunger und Kälte erzeugen ihre ganz eigenen Stressreaktionen. Hunger und Kälte sind zwar Stressoren, ziehen aber keine Kampf-oder-Flucht-Reaktion nach sich. Der Körper reagiert anders auf die Bedrohung durch einen Angreifer als auf die Bedrohung durch Hunger. Theoretisch sind die entsprechenden Anpassungsreaktionen auf diese beiden Bedrohungen antagonistischer Natur.

Man kann nicht sagen, dass der Körper die eine Form von emotionalem Stress so deutet, die andere so – einmal als Bedrohung durch Hunger, einmal als Bedrohung durch einen Angreifer. Das wäre ein reines Konstrukt, denn der Körper begreift emotionalen Stress, egal welcher Art, als körperliche Bedrohung. Dieser Aspekt ist jedoch noch nicht ausreichend untersucht, und es ist fraglich, ob er jemals völlig geklärt werden wird.

Wenn nun aber psychische Stressoren die Kampf-oder-Flucht-Reaktion auslösen können, so liegt der Gedanke nahe, dass sie auch eine »Fett-Stress-Reaktion« auslösen können. Immerhin sind beide Reaktionen auf körperliche Bedrohungen in uns angelegt. Warum sollte es also ausgeschlossen sein, dass diese Mechanismen auch bei eingebildeten Bedrohungen greifen?

Ich denke, es gibt eine sehr viel plausiblere Erklärung dafür, warum emotionaler Stress im einen Fall eine Gewichtszunahme, im anderen einen Gewichtsverlust bewirkt. Ärzte und Forscher machen Stress häufig für plötzliche und drastische Gewichtsschwankungen verantwortlich. Doch jeder Mensch reagiert anders, sodass genau der gleiche Stress beim einen zu Adipositas, beim anderen zu Anorexie führen kann.

Mir scheint die Erklärung logisch, dass verschiedene Stressoren bei verschiedenen Menschen verschiedene Stressreaktionen hervorrufen. Wenn er mit Anorexie reagiert, deutet der Körper Stress als einen stetigen Angriff durch Raubtiere, denen es zu entkommen gilt, was zu einer übermäßig hohen Leptinsensibilität führt. Im anderen Extrem deutet der Körper Stress als einen chronischen Hungerzustand oder als eine drohende Kälteperiode.

Die Frage, wie Ihr Körper Stress deutet, bekommt vor diesem Hintergrund entscheidende Bedeutung. Dies führt uns zu der Frage nach der Verbindung von Körper und Geist und damit in einen wissenschaftlichen Bereich, der noch in den Kinderschuhen steckt. Über viele der Fragen, die sich in diesem Zusammenhang stellen, lässt sich auf absehbare Zeit wohl nur mutmaßen.

Dank

Nachdem ich nun Seite für Seite niedergeschrieben und immer wieder überarbeitet habe, tue ich mich mit der Formulierung dieser Zeilen besonders schwer. Ich finde kaum Worte für die Liebe und Unterstützung, die ich von so vielen Freunden und Angehörigen erfahren habe. Ich bin überwältigt.

Deshalb möchte ich folgenden Menschen schlicht Danke sagen:

Sharon Humphreys, Xavier Waterkeyn, Rafael Nasser, Hilary Gans, Jack Strom, Uziel Silber, Eli Catalan, Ayesha Fletcher, Susan Correia, Chris und Angelika Hill, Khaliah Ali, Daphne Goldberg, An Soutar, Jeremy Longley, Jacqui Hellyer, Jude Tulloch, Anne Grieves, Alex Van Galen, Michelle Shilkin, Jasmine Jones, Clare Calvet, Robin Moran, Nancy Packs, Roydn Sweet, Louise Anderton, Nancy Nasser, James Nasser, Robert und Dongmei Peng, Phan, SP, Graham Hodges, Ashrita Furhman, Ananda Moy Ma, Lakshmi sowie Jennifer, Michelle, Josep, Ethel und Leonard Abrams.

Ich habe keine anderen Worte, um meine Dankbarkeit in angemessener Weise auszudrücken.

Darüber hinaus danke ich für ihre professionelle Unterstützung: Tobin Dorn, Kelly Jones, Artha Holmes, Design Images, Denise Teo, Allen Cornwell, Courtney Durham, Lindsay Brown, Marie Hix, Cynthia Black, Mellisa Radman, Greg Dinkin, Lyn Savage und Grant Lewers.

Ein ganz besonderer Dank geht an Emma, Debra, Nari, Ruth, Helmi, Lisa und Oona dafür, dass Sie alle Bereiche meiner Arbeit und meines Lebens stets im Fluss gehalten haben.

Anmerkungen

1 J. Bonner: »Jeffrey Friedman, Discoverer of Leptin, Receives Gairdner Passano Award«. Website des Rockefeller University Office of Communications and Public Affairs: http://runews.rockefeller.edu/index.php?page= engine&id=178 (Zugriff am 13. April 2005). Zitat übersetzt von Regina Schneider.

2 D. R. Grattan und S. R. Ladyman: »Region-Specific Reduction in Leptin-Induced Phosphorylation of Signal Transducer and Activator of Transcription-3 (sTAT3) in the Rat Hypothalamus Is Associated with Leptin Resistance During Pregnancy«. In: *Endocrinology* 145 (2004), Nr. 8, 3704–3711.

3 A. Tups, C. Adam. C. Ellis, K. Moar, J. Mercer, M. Klingenspor und T. Logie: »Photoperiodic Regulation of Leptin Sensitivity in the Siberian Hamster, *Phodopus sungorus*, Is Reflected in Arcuate Nucleus SOCS-3 (Suppressor of Cytokine Signaling) Gene Expression«. In: *Endocrinology* 145 (2004), Nr. 3, 1185–1193.

4 Wissenschaftlich Interessierte finden im Anhang unter »Die biochemischen Grundlagen der FAT-Programme« nähere Informationen zu den Hormonen, die die FAT-Programme regulieren.

5 S. Talbott: *The Cortisol Connection.* Alameda, CA: Hunter House Publishers, 2002.

6 C. Ryff: »Study: Good Health Goes Beyond Diet and Exercise«. Website der University of Wisconsin-Madison: http://www.news.wisc.edu/10034 (Zugriff am 12. August 2004).

7 X. Waterkeyn: *Women in Crime.* Sydney: New Holland Publishers, 2005.

8 A. Wilson, J. Davidson, R. Jevning: »Adrenocortical Activity During Meditation«. In: *Hormones and Behaviour* 10 (1978), Nr. 1, 54–60.

9 Nähere Informationen zur Beziehung zwischen einem erhöhten Cortisolspiegel und den FAT-Programmen finden Sie im Anhang unter »Die biochemischen Grundlagen der FAT-Programme«.

10 »Teenage Dieters Are More Likely to be Overweight and Suffer from Eating Disorders in the Future«. Website der *Medical News Today*: http://www.medicalnewstoday.com/articles/41494.php (Zugriff am 14. April 2006).

11 Dazu, wie proinflammatorische Zytokine die FAT-Programme aktivieren können, siehe Anhang »Die biochemischen Grundlagen der FAT-Programme«.

12 Dazu, wie Omega-3-Fettsäuren die Insulinsensibilität steigern und Hyperinsulinismus umkehren, siehe: R. Rosedale, MD: »Insulin and Its Metabolic Effects«. In: Mercola.com Newsletter (Juli 2001). http://articles.mercola.com/sites/articles/achive/2001/07/14/insulin-part-one.aspx. Wie Omega-3-Fettsäuren inflammatorische und proinflammatorische Zytokine reduzieren, siehe: B. Holub: »Clinical Nutrition 4: Omega-3 Fatty Acids and Cardio Vascular Care«. In: *Canadian Medical Association Journal* 166 (2005), Nr. 5, 608–615. A. Sher, C. Serhan, F. Bianchini, J. Aliberti, M. Arita, N. Chiang, N. Petasis, R. Yang und S. Hong: »Stereochemical Assignment, Anti-inflammatory Properties, and Receptor for the Omega-3 Lipid Mediator Resolvin E1«. In: *The Journal of Experimental Medicine* 201 (2005), Nr. 5, 713–722. L. G. Cleland, M. J. James et al.: »The Role of Fish Oils in the Treatment of Rheumatoid Arthritis«. In: *Drugs* 63 (2003), Nr. 9, 845–853.

Zur Beziehung zwischen Insulinresistenz, erhöhten Triglyceriden, Entzündungen und FAT-Programmen siehe Anhang »Die biochemischen Grundlagen der FAT-Programme«.

13 L. Arab: »Biomarkers of Fat and Fatty Acid Intake«. In: *The Journal of Nutrition* 133 (2003), Nr. 3 925S-932S. I. Mustafa und M. M. Berger: »Metabolic and Nutritinal Support in Acute Cardiac Failure«. In: *Current Opinion in Clinical Nutrition Metabolic Care* 6 (2003), Nr. 2, 195–201. D. Bhatnagar und P. Durrington: »Omega-3 Fatty Acids: Their Role in the Prevetion and Treatment of Atherosclerosis-Related Risk Factors and Complications«. In: *International Journal of Clinical Practice* 57 (2003), Nr. 4, 305–314. R. R. Brenner: »Hormonal Modulation of Delta6 and Delta5 Desaturases: Case of Diabetes«. In: *Prostaglandins, Leukotrienes Essential Fatty Acids* 68 (2003), Nr. 2, 151–162. P. C. Calder: »Long Chain N-3 Fatty Acids and Inflammation: Potential Application in Surgical and Trauma Patients«. In: *Brazilian Journal of Medical and Biological Research* 36 (2003), Nr. 4, 433–446. S. J. Yeh und W. J. Chen: »Effects of Fish Oil in Parenteral Nutrition«. In: *Nutrition* 19 (2003), Nr. 3, 275–279. A. Colin, J. Reggers et al.: »Lipids, Depression and Suicide«. In *Encephale* 29 (2003), Nr. 1, 49–58. M. Haag: »Essential Fatty Acids and the Brain«. In: *Canadian Journal of Psychiatry* 48 (2003), Nr. 3, 195–203. S. Harris, Y. Park et al.: »Cardiovascular Dis-

ease and Long-Chain Omega-3 Fatty Acids«. In: *Current Opinion in Lipidology* 14 (2003), Nr. 1, 9–14. C. Hennekens und J. Skerrett: »Consumption of Fish and Fish Oils and Decreased Risk for Stroke«. In: *Preventive Cardiology* 6 (2003), Nr. 1, 38–41. L. Spector und M. Surette: »Diet and Asthma: Has the Role of Dietary Lipids Been Overlooked in the Management of Asthma?« In: *Annals of Allergy, Asthma, and Immunology* 90 (2003), Nr. 4, 371–378, 421.

14 R. Rosedale: *The Rosedale Diet.* New York: Harper Collins, 2004.

15 J. Rubin: *The Maker's Diet.* New York: Penguin, 2004.

16 http://www.mercola.com/products/coconut_oil.htm.

17 Große Mengen an verarbeitetem Getreide und raffiniertem Zucker können nen zu einer Leptin- und Insulinresistenz führen. Mehr dazu in: R. Rosedale: »Insulin and Its Metabolic Effects«. In: Mercola.com Newsletter (Juli 2001). http://articles.mercola.cm/sites/articles/archive/2001/07/14/insulin-part-one.aspx. R. Rosedale: *The Rosedale Diet.* New York: Harper Collins, 2004.

18 J. Yanovski und S. Parikhand: »Calcium Intake and Adiposity«. In: *American Journal of Clinical Nutrition* 7 (2003), Nr. 2, 281–287.

19 J. Thompson: »Essential 8«. In: The Health Sciences Institute Website. http://www.hsibaltimore.com/ealerts/ea200410/ea20041014.html (Zugriff am 14. Oktober 2004).

20 J. Allbritin: »Wheaty Indiscretions: What Happens to Wheat, from Seed to Storage«. In: *Wise Traditions in Food, Farming and the Healing Arts* 4 (2003), Nr. 1.

21 Ebd.

22 Bestimmte Stressreaktionen können erhöhte Cortisolspiegel und vermehrt proinflammatorische Zytokine verursachen, was zu einer Insulin- und Leptin-Resistenz führen kann. Mehr dazu finden Sie in folgenden Publikationen: C. Kristo, K. Godang, J. Bollerslev, P. Aukrust und T. Ueland: »Interleukin-1 Receptor Antagonist is Associated with Fat Distribution in Endogenous Cushing's Syndrome: A Longitudinal Study«. In: *The Journal of Clinical Endocrinology and Metabolism* 88 (2003), Nr. 4, 1492–1495; C. Kalhan, J. Challier, J. Friedman, J. Kirwan, J. Lepercq, L. Huston-Presley, P. Catalano und S. Haugue-De Mouzon: »TNF-alpha Is a Predictor of Insulin Resistance in Human Pregnancy«. In: *Diabetes* 51 (2002), Nr. 7, 2207–2213. I. Elenkov und P. Chrousos: »Stress Hormones, Proinflammatory and Anti-inflammatory Cytokines and Autoimmunity«. In: *Annals of*

the New York Academy of Sciences 966 (2002), 290–303. Siehe hierzu auch den Anhang.

23 J. Mercola: »McDonald's and Biophoton Deficiency«. In: Mercola.com Newsletter (21. August 2002). http://articles.mercola.com/sites/articles/archive/2002/08/21/biophoton.aspx.

24 J. Mercola: »Breakthrough Updates You Need to Knoa On Vitamin D«. In: Mercola.com Newsletter (23. Februar 2002). http://articles.mercola.com/sites/articles/archive/2002/02/23/Viamin-d-part-five.aspx. A. Zimmermann, R. Koerfer und S. Schleithoff: »Putting Cardiovascular Disease and Vitamin D Insufficiency Into Perspective«. In: *British Journal of Nutrition* 94 (2005), Nr. 4, 483–492. Siehe hierzu auch den Anhang »Die biochemischen Grundlagen der FAT-Programme«.

25 D. Villereal, J. Hollszy, J. Shew und I. Fontana: »Low Bone Mass in Subjects on a Long-term Raw Vegetarian Diet«. In: *Archives of Internal Medicine* 165 (2005), Nr. 6, 684–689.

26 Dazu, wie das Sonnenlicht den Melanocortin-Spiegel steigert und eine positive Wirkung auf die Leptin-Sensibilität des Gehirns hat, siehe: M.Matheny, N. Tumer, P. J. Scarpace, S. Zolotukhin und Y. Zhang: »Leptin-Induced Leptin-Resistant Rats Exhibit Enhanced Response to the Melanocortin Agonist MT II«. In: *Neuropharmacology* 4 (2003), Nr. 2, 211–219. C. Kenny, C. Lee, C. Sreamson, J. Elmquist, J. McMinn, N. Balthasar, R. Coppari, R. McGovern, S. Lui und V. Tang: »Leptin Receptor Signaling in POMC Neurons Is Required for Normal Body Weight Homeostasis«. In: *Neuron* 42 (2004), Nr. 6, 963–991. D. Clegg, D. Drazen und R. Seeley: »The Critical Role of the Melanocortin System in the Control of Energy Balance«. In: *Annual Review of Nutrition* 2 (2004), 133–149. Siehe hierzu auch den Anhang »Die biochemischen Grundlagen der FAT-Programme«.

27 J. Thompson: »Chew On This«. Webseite des Health Science Institute. http://www.hsibaltimorre.com/ealerts/ea200312/ea20031204.html (Zugriff am 12. Dezember 2003).

28 Zum Zusammenhang zwischen Insulinresistenz und den FAT-Programmen siehe Anhang »Die biochemischen Grundlagen der FAT-Programme«.

29 R. Rosedale: »Insulin and Its Metabolic Effects«. Mercola.com Newsletter (Juli 2001); http://articles.mercola.com/sites/articles/archive/2001/07/14/insulin-part-one.aspx.

30 Ebd.

31 A. Ho, F. Nishimura, R. Genco, S. Grossi und Y. Murayama: »A Proposed Model Linking Inflammation to Obesity, Diabetes, and Periodontal Infections«. In: *Journal of Periodontology* 76 (2005), Nr. 11–2, 2075–2084.

32 Zum Zusammenhang zwischen proinflammatorischen Zytokinen und FAT-Programmen siehe Anhang »Die biochemischen Grundlagen der FAT-Programme«.

33 D. Moore: »The Health Benefits of Drinking Water«. Website von Dr. Donnica, http://www.drdonnica.com/today/00007230.htm (Zugriff am 21. Oktober 2003).

34 K. Palma: »Got Water?« In: *The Eagle-Tribune* (24. April 2002).

35 Neal Friedman, Etta L. Fanning: *Disease Management* 7 (1. September 2004), Supplement 1, S-1-S-6, doi:10.1089/dis.2004.7.S-1.

36 http://www.battlediabetes.com/obstructive-sleep-apnea-linked-to-type-2-diabetes.

37 Zur Beziehung zwischen Cortisol und FAT-Programmen siehe Anhang »Die biochemischen Grundlagen der FAT-Programme«.

38 J. Mercola und R. Droege: »How to Avoid the 10 Most Common Toxins«. In: Mercola.com Newsletter (19. Februar 2005); http://articles.mercola.com/sites/articles/archive/2005/02/19/common-toxins.aspx.

39 Ebd.

40 A. R. Ryalls, E. A. Berry, P. J. Manning, R. J. Walker, S. A. De Jong, S. M. Williams und W. H. Sutherland: »Effect of High-Dose Vitamin E on Insulin Resistance and Associated Parameters in Overweight Subjects«. In: *Diabetes Care* 27 (2004), Nr. 9, 2166–2171.

41 Zur Beziehung zwischen Insulinresistenz und FAT-Programmen siehe Anhang »Die biochemischen Grundlagen der FAT-Programme«.

42 R. Weiss: »FDA is Urged to Ban Carbon-Monoxide-Treated Meat«. In: *The Washington Post* (20. Februar 2006).

43 A. Ho, F. Nishimura, R. Genco, S. Grossi und Y. Murayama: »A Proposed Model Linking Inflammation to Obesity, Diabetes, and Periodontal Infections«. In: *Journal of Periodontology* 76 (2005), Nr. 11-s, 2075–2084. B. Wisse: »The Inflammatory Syndrome; The Role of Adipose Tissue Cytokine Metabolism in Metabolic Disorders Linked to Obesity«. In: *Journal of the American Society of Nephrology* 15 (2004), Nr. 11, 2792–2800. U. N. Das: »Is Obesity an Inflammatory Condition?« Nutrition 17 (2001), Nr. 11–12, 953–966.

44 Zur Beziehung zwischen proinflammatorischen Cytokinen und FAT-Programmen siehe Anhang »Die biochemischen Grundlagen der FAT-Programme«.

45 Joel Fuhrman: »Fasting and Eating for Health« New York: St. Martin's Press, 1995.

46 Zur Beziehung zwischen einem chronisch erhöhten Cortisolspiegel und den FAT-Programmen siehe Anhang »Die biochemischen Grundlagen der FAT-Programme«.

47 »MSG and Obesity«. MSG Truth Website: http://www.msgtruth.org/obesity.htm.

48 Ebd.

49 »What Foods to Avoid?« MSG Truth Website: http://www.msgtruth.org/avoid.htm.

50 L. Shea: »Saccharin, Sweet'N Low and Cancer«. BellaOnline Website: http://www.bellaonline.com/articles/art15448.asp.

51 B. Martini: »Beware of Ex[c]itotoxins: Diet Foods Can Ruin You«. Pathlights Website: http://www.pathlights.com/Public%20Enemies/othernasties.htm (Zugriff im Juli 2002).

52 Da Aspartam eine ähnliche chemische Zusammensetzung hat wie Zucker, täuscht es die Zunge, die Zucker schmeckt, und verursacht eine Insulinreaktion, die schließlich zu einer Insulinresistenz und Hyperinsulinismus führt. Zur Beziehung zwischen Hyperinsulinismus und den FAT-Programmen siehe Anhang »Die biochemischen Grundlagen der FAT-Programme«.

53 »Diet Soda May Double Your Risk of Obesity«. *San Antonio Express-News* (6. Juli 2005).

54 »The Potential Dangers of Sucralose«. Mercola.com Newsletter (3. Dezember 2000): http://articles.mercola.com/sites/articles/archive/2000/12/03/sucralose-testimonials.aspx.

55 M. M. Hämäläinen: »Bone Repair in Calcium Deficient Rats: Comparison of Xylitol + Calcium Carbonate with Calcium Carbonate, Calcium Lactate and Calcium Citrate on the Repletion of Calcium«. In: *The Journal of Nutrition* 124 (1994), Nr. 6, 874–881.

56 H. Sato, M. Fujisawa, S. Katsuki, T. Asano, Y. Hirata: »Effects of Intravenous Injection of Xylitol on Blood Sugar, Blood Pyruvic Acid and Plasma Insulin Levels in the Dog«. In: *Research in Experimental Medicine* 145 (1967), Nr. 2, 111–119.

57 D. Townsend: »Xylitol-Cavity-Fighting Sweetener Possible Solution for Osteoporosis«. In: *Townsend Letter for Doctors and Patients* (1. Mai 2002).

58 Mehr zu den Hormonen, die an den FAT-Programmen beteiligt sind, finden Sie im Anhang unter »Die biochemischen Grundlagen der FAT-Programme«.

59 Mehr zum Zusammenhang zwischen erhöhtem Cortisolspiegel und Körperfett finden Sie im Anhang und bei: S. Talbott: *The Cortisol Connection.* Alameda, CA: Hunter House Publishers, 2002.

60 C. Yamamoto, K. Yamanouchi, N. Sakamoto, S. Hayamizu, Y. Ohkuwa und Y. Sato: »Improved Insulin Sensitivity in Carbohydrate and Lipid Metabolism After Physical Training«. In: *International Journal of Sports Medicine,* 7 (1986), Nr. 6, S. 307–310. Mehr zum Thema, wie Sport die Triglyceride senkt, in: L. Kravitz und V. Heyward: »The Exercise & Cholesterol Controversy«. In: *IDEA Today 12* (1994), Nr. 12, S. 38–42. W. L. Haskell: »The Influence of Exercise on the Concentrations of Triglyceride and Cholesterol in Human Plasma«. In: *Exercise and Sport Sciences Reviews,* 12 (1984), S. 205–244. Eine tiefergehende Diskussion über Stressabbau und Verbesserung des Cortisolspiegels findet sich in: S. Talbott: *The Cortisol Connection.* Alameda, CA: Hunter House Publishers, 2002, S. 44–45. Fakten zum Zusammenhang zwischen Insulinresistenz, Triglyceriden, Cortisol und den FAT-Programmen finden Sie auch im Anhang.

61 D. J. Chisholm, E. G. Trapp, J. Freund und S. H. Boutcher: »The Effects of High-Intensity Intermittent Exercise Training and Fat Loss and Fasting Insulin Levels of Young Women«. In: *International Journal of Obesity* 32 (2008), S. 684–691.

62 E. R. Eichner: »Overtraining: Consequences and Prevention«. In: *Journal of Sports Science,* 13 (1995), Nr. 1, Supplement 1, s41–s48.

63 Siehe oben unter Fußnote 60: S. Talbott.

64 Zum Zusammenhang zwischen erhöhten Cortisolspiegeln und FAT-Programmen siehe Anhang »Die biochemischen Grundlagen der FAT-Programme«.

65 B. Youngblood, D. Ryan, J. Simpson, R. Harris, S. Redmann Jr. und T. Mitchell: »Weight Loss in Rats Exposed to Repeated Acute Restraint Stress is Independent of Energy or Leptin Status«. In: *American Journal of Physiology – Regulatory, Integrative and Comparative Physiology* 282 (2002), Nr. 1, R77–R88.

66 J. Friedman und J. Halaas: »Leptin and the Regulation of Body Weight in Mammals«. In: *Nature 395* (1998), 763–770.

67 H. Miura, K. Kawai, K. Nakashima, K. Sugimoto und Y. Ninomiya: »Leptin is a Modulator of Sweet Taste Sensitivities in Mice«. In: *Proceedings of the National Academy of Sciences of the United States of America* 97 (2000), Nr. 20, 11044–11049.

68 A. Magnano, D. Bloomfield, D. Gallagher, E. Murphy, L. Mayer, L. Weimer, M. Rosenbaum, R. Goldsmith, R. L. Leibel und S. Heymsfield: »Low-dose Leptin Reverses Skeletal Muscle, Autonomic, and Neuroendocrine Adaptations to Maintenance of Reduced Weight«. In: *The Journal of Clinical Investigation* 115(2005), Nr. 12, 3579–3586.

69 J. Friedman: »Research Identifies Enzyme Involved in Fat Storage«. Howard Hughes Medical Institute Research Website: http://www.hhmi.org/news/friedman4.html (Zugriff am 12. Juli 2002).

70 Siehe Fußnote 66.

71 Ebd.

72 Ebd.

73 F. Gomez, H. Houshyar, K. Laugero, M. Bell, M. Dallman, N. Pecoraro, S. Akana, S. Bhatnagar, S. La Fleur und S. Manalo: »Chronic Stress and Obesity: A New View of ›Comfort Food‹«. In: *Proceedings of the National Academy of Sciences of the United States of America* 100 (2000), Nr. 20, 11696–11701.

74 G. D. Chusney, J. C. Pickup, M. B. Mattock: »The Innate Immune Response and Type 2 Diabetes: Evidence that Leptin is Associated with a Stress-Related (Acute-Phase) Reaction«. In: *Clinical Endocrinology* 52 (2000), Nr.1, 107–112.

75 Über die Aktivierung des 11β-HSD 1-Enzyms, das inaktives Cortison in bestimmten Zellen in Cortisol wandelt.

76 A. B. Coon, A. Moinuddin, J. E. Morley, J. M. Shultz, R. Nakaoke, S. M. Robinson und W. A. Banks: »Triglycerides Induce Leptin Resistance at the Blood-Brain Barrier«. In: *Diabetes* 53 (2004), Nr. 5, 1253–1260.

77 B. Emanuelli, C. Filloux, D. Hilton, E. Van Obberghen und P. Peraldi: »Insulin Induces Suppressor of Cytokine Signaling-3 Tyrosine Phosphorylation through Janus-Activated Kinase«. In: *Journal of Biological Chemistry* 276 (2001), Nr. 27, 24614–24620.

78 B. Wisse: »The Inflammatory Syndrome: The Role of Adipose Tissue Cytokines in Metabolic Disorders Linked to Obesity«. In: *Journal of the American Society of Nephrology* 15 (2004), Nr. 11, 2792–2800.

79 H. Kanter, L. Kirk, R. Hash und T. Jones: »Cushing's Disease: Clinical Manifestations and Diagnostic Evaluation«. In: *American Family Physician* 62 (2001), Nr. 5.

80 A. Sainsbury, B. Jeanrenaud, F. Rohner-Jeanrenaud, I. Cusin und K. E. Zakrzewska: »Glucocorticoids as Counterregulatory Hormones of Leptin: Toward an Understanding of Leptin Resistance«. In: *Diabetes* 46 (1997), Nr. 4, 717–719.

81 I. J. Bujalska, P. M. Stewart und S. Kumar: »Does Central Obesity Reflect Cushing's Disease of he Omenum?« In: *The Lancet* 349 (1997), Nr. 9060, 1210–1213.

82 B. R. Walker: »We Can Cure Cushing's Syndrome, So Can We Cure the Metabolic Syndrome?« *Society of Endocrinology Annual Meeting London, UK* (2001)«. Endocrine Abstracts Website: http://www.endocrine-abstracts. org/ea/0002/ea0002sp9.htm.

83 Espindola-Antunes, Daniela und Kater, Claudio E.: »Adipose Tissue Expression of 11ß-Hydroxysteroid Dehydrogenase Type 1 in Cushing's Syndrome and in Obesity«. In: *Arquivos Brasileiros de Endocrinologia & Metabologia* 51 (2007), Nr. 8, 1397–1403.

84 Siehe Fußnote 81.

85 Siehe Fußnote 76.

86 Siehe Fußnote 77.

87 T. Reinehr und W. Andler: »Cortisol and Its Relation to Insulin Resistance Before and After Weight Loss in Obese Children«. In: *Hormone Research* 62 (2004), Nr. 3, 107–112.

88 A. Strain, C. Burt, I. Bujalska, J. Moore, J. Tomlinson, M. Cooper, M. Hewison, M. Shahmanesh und P. Stewart: »Regulation of Expression of 11ß-Hydroxysteroid Dehydrogenase Type 1 in Adipose Tissue: Tissue-Specific Induction by Cytokines«. In: *Endocrinology* 142 (2001), Nr. 5, 1982–1989.

89 C. Lang, D. Dobrescu und G. Bagby: »Tumor Necrosis Factor Impairs Insulin Action on Peripheral Glucose Disposal and Hepatic Glucose Output«. In: *Endocrinology* 130 (1992), Nr. 1, 43–52.

90 C. Bjørbaek, H. Shi, I. Tzameli und J. Flier: »Suppressor of Cytokine Signaling 3 is a Physiological Regulator of Adipocyte Insulin Signaling«. In: *Journal of Biological Chemistry* 279 (2004), Nr. 33, 34733–34740.

91 C. White, D. Braymer, D. York und G. Bray: »Effect of a High or Low Ambient Perinatal Temperature on Adult Obesity in Osborne-Mendel and S5B/P1 Rats«. In: *American Journal of Physiology – Regulatory, Integrative, and Comparative Physiology* 288 (2005), R1376–R1384.

92 D. Lawlor, G. Smith, R. Mitchell und S. Ebrahim: »Temperature at Birth, Coronary Heart Disease, and Insulin Resistance: Cross Sectional Analyses of the British Women's Heart and Health Study«. In: *Heart* 90 (2004), 381–388.

93 G. Holder, J. Moore, J. Tomlinson, L. Shakespeare, P. Clark und P. Stewart: »Weight Loss Increases 11ß-Hydroxysteroid Dehydrogenase Type 1 Expression in Human Adipose Tissue«. In: *The Journal of Clinical Endocrinology & Metabolism* 89 (2004), Nr. 6, 2711–2716.

94 »Hormones, proteins and carbohydrates in the adaptation to starvation«. UCLA Center for Human Nutrition: Basic Principals of Nutrient Metabolism.

95 K. D. Buchanan, R. W. Henry and R. W. Stout: »Trigylceride Metabolism in Acute Starvation: The Role of Secretin and Glucagon«. In: *European Journal of Clinical Investigation* 6 (1976), Nr. 2, 179–185.

96 A. Kubena, F. Duska, I. A. Macdonald und M. Andel: »Effects of Acute Starvation on Insulin Resistance in Obese Patients With and Without Type 2 Diabetes Mellitus«. In: *Clinical Nutrition* 24 82005), Nr. 6, 1056–1064.

97 M. F. Dallman: »Stress Update: Adaptation of the Hypothalamic-Pituitary-Adrenal Axis to Chronic Stress«. In: *Trends in Endocrinology and Metabolism* 4 (1993), Nr. 2, 62–69.

98 J. Flier: »What's in a Name? In Search of Leptin's Physiological Role«. In: *The Journal of Clinical Endocrinology & Metabolism* 83 (1998), Nr. 5, 1407–1413.

99 D. Richard und S. Rivest: »Involvement of Corticotropin-Releasing Factor in the Anorexia Induced by Exercise«. In: *Brain Research Bulletin* 25 (1990), 169–172.

100 Siehe Fußnote 73.

101 M. Schwartz und R. Seeley: »Neuroendocrine Responses to Starvation and Weight Loss«. Medizinische Seminare des Beth Israel Deacones Medi-

cal Center. In: *The New England Journal of Medicine* 336 (1997), Nr. 25, 1802–1811.

102 L. S. Brady, M. A. Smith, P. W. Gold und M. Herkenham: »Altered Expression of Hypothalamic Neuropeptide mRNAs in Food-Restricted and Food-Deprived Rats«. In: *Neuroendocrinology* 52 (1990), 441–447.

103 H. Inoue, J. Kageyama, K. Hashimoto, S. Suemaru, T. Hattori und Z. Ota: »Starvation-Induced Changes in Rat Brain Corticotropin-Releasing Factor (CRF) and Pituitary-Adrenocortical Response«. In: *Life Science* 39 (1986), 1161–1166.

104 D. Deshaies, D. Richard, E. Timofeeva und F. Picard: »Corticotropin-Releasing Hormone-Binding Protein in Brain and Pituitary of Food-Deprived Obese (fa/fa) Zucker Rats«. In: *American Journal of Physiology – Regulatory, Integrative, and Comparative Physiology* 277 (1999), R1749–R1759.

Register

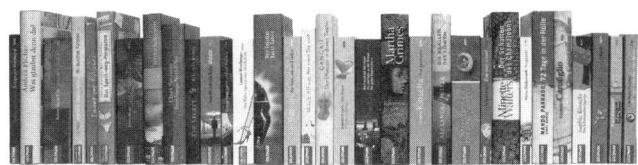
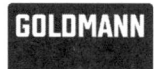

Essen Sie sich schlank und schön

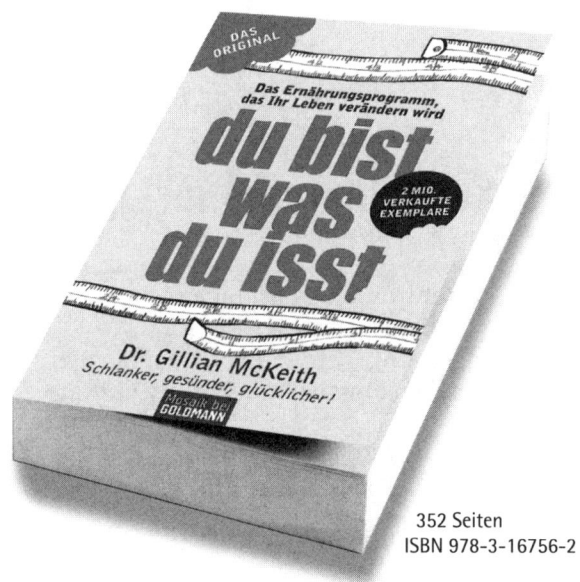

352 Seiten
ISBN 978-3-16756-2

- Über 2 Millionen verkaufte Exemplare.
- Der völlig neue Blickwinkel auf das Thema Ernährung.
- Sich satt essen und gesund bleiben

Überall, wo es Bücher gibt und 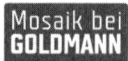 unter www.mosaik-goldmann.de